全国高等院校医学实验教学规划教材

供临床、基础、护理、口腔和药学等专业使用

预防医学实习指导

主　编　饶绍奇

主　审　丁元林

副主编　唐焕文　黄志刚

编　委　（按姓氏汉语拼音排序）

杜进林　高羽亭　何太平　胡利人

贾　青　孔丹莉　李华文　林美华

刘移民　倪进东　潘海燕　祁素芬

邵君丽　宋　刚　王长秀　王效军

修良昌　徐秀娟　杨　铮　钟寿强

周　旋

秘　书　赵小蕾

科学出版社

北　京

内 容 简 介

本书是全国高等医学院校规划教材《预防医学》的配套教材，供临床、基础、护理、口腔和药学等专业本科生使用。本书按照原教材的编写顺序，相应编写了流行病学、职业中毒、环境卫生、膳食营养和健康教育等方面的十九个实习单元，强化理论教学向实践应用的过渡，通过对大量真实、典型案例的分析，培养学生的预防医学思维，训练学生解决实际公共卫生问题的能力，造就高素质、创新性、实用性的医学人才。

图书在版编目(CIP)数据

预防医学实习指导 / 饶绍奇主编. —北京：科学出版社，2011.2
（全国高等院校医学实验教学规划教材）
ISBN 978-7-03-030172-7

Ⅰ. 预… Ⅱ. 饶 Ⅲ. 预防医学-医学院校-教学参考资料 Ⅳ. R1

中国版本图书馆 CIP 数据核字（2011）第 016295 号

责任编辑：周万灏　李国红 / 责任校对：张怡君
责任印制：赵　博 / 封面设计：黄　超

科 学 出 版 社出版
北京东黄城根北街 16 号
邮政编码：100717
http://www.sciencep.com

三河市骏杰印刷有限公司印刷
科学出版社发行　各地新华书店经销

*

2011 年 2 月第　一　版　　开本：787×1092 1/16
2016 年 1 月第三次印刷　　印张：7 1/2
字数：159 000

定价：18.00 元
（如有印装质量问题，我社负责调换）

《全国高等院校医学实验教学规划教材》
编写指导委员会

总　序

　　随着 21 世纪经济与社会的发展,科学技术既向纵深发展、不断分化,又互相渗透、不断融合;同时,新兴学科与边缘学科的兴起、新技术的应用、信息量的剧增,对医学的发展产生了重大而深远的影响,这些必将促进医学教育的全面改革。实验教学作为高等教育的重要组成部分,是学生实践能力和创新能力培养的重要途径,其重要性已受到越来越广泛的关注。

　　目前,传统实验教学模式仍占主导地位,存在不少弊端和不足:以学科为基础构建的课程体系,忽略了生命科学的整体性、系统性;学科体系繁多,相互孤立,学科间联系不够;实验室分散,功能单一,设备重复购置,资源浪费,效率低下,调配困难;实验教学内容陈旧,手段落后,方式老化,实验内容以验证理论为主,缺少现代医学实验内容;医学生学习的积极性、主动性不强。这些明显滞后于现代医学的发展,影响教学质量,不利于大学生创新意识和实践能力的培养,难以培养出高素质、创新型的医学人才。如何改革传统的实验教学模式,培养具有创新精神、知识面广、动手能力强的新型医学人才,已成为当务之急。教育部、卫生部《关于加强医学教育工作,提高医学教育质量的若干意见》(教高〔2009〕4 号)明确提出"高等学校要积极创新医学实践教学体系,加强实践能力培养平台的建设。积极推进实验内容和实验模式的改革,提高学生分析问题和解决问题的能力",进一步明确了医学实验教学的重要性和改革的必要性。根据教育部精神,要对传统医学实验教学模式进行改革,最大限度地整合有限资源,优化重组教学实验室,依托相关学科优势,与学科建设相结合,构建开放共享的实验教学中心,力求突出和贯彻执行教育部提出的"三基"、"五性"和注重实用性的要求,以培养学生的探索精神、科学思维、实践能力和创新能力。构建新型的医学实验教学体系,要求我们从根本上改变实验教学依附于理论教学的观念,理论教学与实验教学要统筹协调,既有机结合又相对独立,建立起以能力培养为主线,分层次、多模块、相互衔接的实验教学体系。

　　以教学内容和课程体系改革为核心、培养高素质、创新型人才为目标,科学整合实验教学内容,打破既往学科框架,按新构建的科学体系,编写适合创新性实验教学体系的配套实验教材已显非常迫切。在科学出版社的大力支持下,《全国高等院校医学实验教学规划教材》编委会以广东医学院为主体,协同重庆医科大学、中山大学等全国 33 所高等医药院校相关专业的 167 名专家、教授共同编写了这套实验教学系列教材。全系列教材共 26 本,分别是《医学物理学实验》、《医用基础化学实验》、《医用有机化学实验》、《系统解剖学实验》、《医学机能学实验教程》、《病原生物学与医学免疫学实验》、《生物化学与分子生物学实验指导》、《病理学实习指南》、《计算机应用基础上机与学习指导》、《预防医学实习指导》、《卫生统计学实习指导》、《流行病学实习指导》、《临床营养学实习指导》、《营养与食品卫生学实习指导》、《毒理学基础实验指导》、《环境卫生与职业卫生学实习指导》、《健康评估实验指导》、《护理学基础实验指导》、《内科护理学实验指导》、《外科护理学实验指导》、《妇产科护理学实验指导》、《儿科护理学实验指导》、《药理学实验教程》、《药学实验指导》、《临床免疫学检验实验》、《核医学实验教程》。

本系列实验教学规划教材是按照教育部国家级实验教学示范中心的要求组织策划，根据专业培养要求，结合专家们多年实验教学经验，并在调研当前高校医药实验室建设的实际情况基础上编写而成，充分体现了各学科优势和专业特色，突出创新性。同时借鉴国外同类实验教材的编写模式，力求做到体系创新、理念创新。全套教材贯彻了先进的教育理念和教学指导思想，把握了各学科的总体框架和发展趋势，坚持了理论与实验结合、基础与临床结合、经典与现代结合、教学与科研结合，注重对学生探索精神、科学思维、实践能力的培养，我们深信这套教材必将成为精品。

本系列实验规划教材编写对象以本科、专科临床医学专业为主，兼顾预防、基础、口腔、麻醉、影像、药学、中药学、检验、护理、法医、心理、生物医学工程、卫生管理、医学信息等专业需求，涵盖全部医学生的医学实验教学。各层次学生可按照本专业培养特点和要求，通过对不同板块的必选实验项目和自选实验项目相结合选修实验课程学分。

由于医学实验教学模式尚存在地区和校际间的差异，加上我们的认识深度和编写水平有限，本系列教材在编写过程中难免存在偏颇之处，敬请广大医学教育专家谅解，欢迎同行们提出宝贵意见。

《全国高等院校医学实验教学规划教材》编写指导委员会

2010 年 6 月

前　言

　　本书是全国高等医学院校规划教材《预防医学》的配套用书,供临床、基础、护理、口腔和药学等专业使用,也可以作为预防医学专业学生的学习参考用书。

　　预防医学是医科院校学生的一门重要的基础学科。是以环境—人群—健康为模式,用预防为主的思想探究疾病发生发展规律,用卫生统计学和流行病学原理方法分析环境中致病因素对人群的影响,提出改善和控制环境危害因素卫生学措施及疾病防治策略,以达到促进健康和预防疾病的目的。预防医学内容广泛,包括流行病学、环境卫生学、职业卫生与职业医学、营养与食品卫生学和健康教育等内容。

　　作为配套教材,本书按照原教材的章节顺序及其内容,相对应地编写了流行病学、职业中毒、环境卫生、膳食营养等方面的章节。每一章节采用了"实习目的"、"实习要点"、"基础练习"、"案例讨论"四部分的辅助学习材料。"实习目的"类似于教学大纲,指明学生对教材内容应掌握的程度,以便有效地分配学习时间;"实习要点"将教材中需要认真掌握的内容,重新梳理,让学生获得对内容更全面、更系统的理解;"基础练习"是通过解答问题,增强对所学专业基础知识的领会和理解;"案例讨论"提出具体的案例,引发学生的思考,培养学生的分析判断能力,增强对预防医学理论和方法的掌握和应用,从根本上改变死记硬背、理论与实践相脱离的学习过程。

　　本实习辅导教材是常年从事预防医学教学工作的各位编委的经验总结。在本实习教材编写和出版过程中,得到了科学出版社各位领导和编辑的大力支持。广东医学院公共卫生学院很多师生对本书的编写也给予了热心的帮助。在此,我谨代表全体编委表示衷心的感谢。

　　限于我们的水平和编写经验,教材中可能有不少的缺点和错误,热忱欢迎广大师生和同行批评指正,并希望各医学院校在使用过程中不断总结经验,提出宝贵意见,以便进一步的修改完善。

饶绍奇

2010 年 12 月于广东东莞

目 录

实习一 疾病频率测量与疾病的分布

【实习目的】

1. 掌握流行病学常用疾病频率测量指标的概念、应用条件和具体计算方法。
2. 学会认识疾病在人群中的分布形式及其特点,掌握疾病按时间、地区及人群分布的流行病学描述方法。

【实习要点】

1. 流行病学研究中疾病频率测量常用的指标有发病率(incidence rate)和发病密度(incidence density, ID)、罹患率(attack rate)、患病率(prevalence rate)、感染率(infection rate)、续发率(secondary attack rate, SAR)、引入率(introducing rate)、死亡率(mortality rate, death rate)、病死率(fatality rate)、超额死亡率(excess mortality rate)、累积死亡率(cumulative death rate)等。

2. 疾病的分布就是指疾病的地区分布、时间分布和人群分布。流行病学实践中,常常需要对疾病的三项分布进行综合描述。

一、基础练习

【练习一】

2007 年在某镇新诊断 250 名糖尿病人,该镇年初人口数为 39500 人,年末人口数为 40500 人,在年初该镇有 900 名糖尿病患者,在这一年中有 35 人死于糖尿病。

思考题

1. 2007 年该镇糖尿病的发病率?
2. 2007 年该镇糖尿病的死亡率?
3. 2007 年该镇糖尿病的病死率?
4. 2007 年 1 月 1 日该镇糖尿病的患病率?
5. 2007 年该镇糖尿病的期间患病率?

【练习二】

某地 2006 年进行结核病抽样调查,资料见表 1-1。

表 1-1　某地 2006 年结核病抽样调查资料

项　　目	人　　数
2006 年受检人数	58 695
活动性肺结核	193
涂阳*	55
新发现的活动性肺结核	112
结核病死亡	18

＊是指痰涂片检查发现结核杆菌的病人，包括痰涂片和培养均检出结核杆菌的病人

思考题

1. 2006 年活动性肺结核发病率？
2. 2006 年肺结核病死率？
3. 2006 年肺结核患病率？

【练习三】

某矿业集团 35 年致死工伤事故发生时间分布如表 1-2。

表 1-2　某矿业集团 12 个国有重点煤矿 1956～1990 年工伤死亡情况

年份	年均生产工人数	年均死亡人数	工伤死亡率(1/10⁴)	总死亡人数	死亡构成比（%）
1956～	19 098	27	14.14	136	13.75
1961～	28 972	27	9.32	134	13.55
1966～	29 547	57	19.29	287	29.02
1971～	35 819	15	4.19	74	7.48
1976～	51 426	33	6.42	166	16.78
1981～	71 238	16	2.25	81	8.19
1986～1990	78 600	22	2.80	111	11.22
合计	314700		4.47	989	100.00

思考题

请描述 35 年间工伤事故死亡分布情况及变化趋势？

【练习四】

我国既往地方性甲状腺肿的分布大致趋势是：内地多于沿海，山区多于平原，农村多于城市。江苏、浙江、广东省无病区；发病较严重的省区有：河北、山西、内蒙古、辽宁、河南、安徽、陕西、新疆、云南、贵州、西藏；其余地区发病较轻。下述资料供思考（表 1-3～表 1-5）。

表 1-3　不同海拔高度空气中含碘量	
海拔高度(m)	含碘量(Z%)
0	31.1
1000	17.5
2000	4.0
4000	2.1
5000	0.7

表 1-4　不同土质中含碘量	
土质	含碘量(μg/kg)
沙土	1.0
灰化土	1.0~3.5
黑土	7.0
栗色土	6.0

表 1-5　食盐中含碘量

产地	含碘量(mg/kg)	说明
四川富平	1.8546	吃这种盐的人甲状腺患病率0.34%~3.69%
青海	0.0073	吃这种盐的人甲状腺患病率0.36%~29.39%
内蒙古	0.0220	同上

思考题

你认为地方性甲状腺肿流行地区与环境中碘含量有关吗?

【练习五】

1964~1965 年,上海市进行了一次麻疹血凝抑制抗体调查。婴儿的抗体阳性率如表 1-6。

表 1-6　婴儿的麻疹血凝抑抗体阳性率

月龄	0~	1~	2~	3~	4~	5~	6~	7~	8~	9~	10~	11~
人数	40	75	52	54	49	45	39	30	36	30	22	25
阳性率(%)	100	94.7	86.5	83.0	49.0	40.0	20.5	10.0	8.3	16.7	27.3	24.0

思考题

从表 1-6 可见,8 个月龄时是麻疹血凝抑制抗体阳性率的低谷,这一分布特点是由哪两个因素决定的?

【练习六】

中国人红绿色盲发生率男性为 7.0%,女性为 0.5%,血友病的发生率男女差别更大,男性为 1.0%,女性为 1/千万。

思考题

你知道色盲、血友病男女发生率存在差别的原因吗?

二、案 例 讨 论

【案例一】

为了解漳州市 5 岁以下儿童的死亡水平,分析儿童主要死因并提出对策。根据漳州市

5 岁以下儿童死亡监测方案,对漳州市 2003~2007 年 5 岁以下儿童死亡水平、年龄构成以及主要死因进行了分析。

死亡率及死亡年龄别构成 5 年来全市监测人口总数为 7890208 人,其中 5 岁以下儿童人数为 405116 人,活产数为 88523 人,5 岁以下儿童死亡数为 1154 例,5 年来 5 岁以下儿童平均死亡率为 13.04‰。各年度年龄别死亡率见表 1-7。

表 1-7 漳州市 2003~2007 年 5 岁以下儿童各年龄别死亡率

年度	活产数	新生儿死亡		婴儿死亡		1~4 岁儿童死亡		5 岁以下儿童死亡	
		例数	死亡率(‰)	例数	死亡率(‰)	例数	死亡率(‰)	例数	死亡率(‰)
2003	15158	149	9.83	201	13.26	57	3.76	258	17.02
2004	17452	143	8.19	198	11.34	49	2.81	247	14.15
2005	18210	140	7.69	194	10.65	33	1.81	227	12.46
2006	18411	117	6.35	161	8.74	47	2.55	208	11.30
2007	19292	123	6.38	176	9.12	38	1.97	214	11.09
合计	88523	672	7.59	930	10.50	224	2.53	1154	13.04

主要死因构成及其顺位 见表 1-8。

表 1-8 漳州市 2003~2007 年 5 岁以下儿童主要死因构成(%)及其顺位

年度	第一位		第二位		第三位		第四位	
	死因	构成(%)	死因	构成(%)	死因	构成(%)	死因	构成(%)
2003	早产和低出生体重	22.48	出生窒息	13.92	肺炎	13.57	溺水	38.9
2004	早产和低出生体重	19.43	出生窒息	16.19	肺炎	12.15	先天性心脏病	9.31
2005	早产和低出生体重	25.55	出生窒息	17.18	肺炎	11.01	先天性心脏病	8.37
2006	早产和低出生体重	21.15	出生窒息	11.06	肺炎	11.06	其他异常	11.06
2007	出生窒息	21.03	早产和低出生体重	14.95	先天性心脏病	12.61	肺炎	7.94

思考题

请对漳州市 2003~2007 年 5 岁以下儿童死亡水平、年龄构成以及主要死因进行分析。

【案例二】

为了解河南省洛阳市伤害的流行病学特征和规律,为伤害防制提供科学依据。随机抽取洛阳市三家医院,其中一个三级甲等医院、一个二级甲等医院作为监测哨点医院,以 2007 年 1 月 1 日~12 月 31 日到医院就诊并被诊断为伤害的首诊患者作为研究对象,对伤害的发生原因、类型及分布进行了分析,三家哨点医院共收集伤害病例 9384 例,其中男性 6428 例(68.48%),女性 2959 例(31.52%),男女性别比 2.17:1,平均年龄(34.2 ± 18)岁,以

22～44 岁为主,占 41.41%。伤害发生原因的性别分布见表 1-9。20 岁以下居民伤害发生的原因构成见表 1-10(限于篇幅 20 岁以上略过)。

表 1-9 洛阳市 9387 例伤害发生原因的性别构成

原因	总数	男		女	
		人数	构成(%)	人数	构成(%)
机动车伤害	2290	1440	22.40	850	28.73
非机动车伤害	460	247	3.84	213	7.20
跌到/坠落	1941	1269	19.74	672	22.71
钝器伤	2098	1639	25.50	459	15.51
枪伤	24	21	0.32	3	0.10
刀/锐器伤	952	754	11.73	198	6.69
烧烫伤	469	328	5.10	141	4.77
窒息/上吊	17	8	0.12	9	0.30
溺水	3	2	0.03	1	0.03
中毒	317	150	2.33	167	5.64
动物咬伤	34	25	0.39	9	0.30
其他	395	267	4.15	131	4.43
不清楚	384	278	4.32	106	3.58
合计	9384	6428	100.00	2959	100.00

表 1-10 20 岁以下居民不同年龄组伤害原因构成

0 岁～			5 岁～			15 岁～		
原因	人数	构成(%)	原因	人数	构成(%)	原因	人数	构成(%)
跌倒	200	32.05	跌倒	320	37.25	钝器伤	270	31.69
烧烫伤	156	25.00	机动车	138	16.07	跌倒	156	18.31
机动车	96	15.38	钝器伤	133	15.48	机动车	150	17.61
钝器伤	35	5.61	刀伤	66	7.68	刀伤	127	14.91
非机动	34	5.45	非机动	57	6.64	其他	41	4.81
刀伤	30	4.81	其他	44	5.12	不清楚	39	4.58
中毒	30	4.81	烧烫伤	41	4.77	非机动	24	2.82
其他	22	3.53	不清楚	35	4.07	烧烫伤	24	2.82
不清楚	21	3.37	中毒	25	2.91	中毒	21	2.46
合计	624	100.00	合计	859	100.00	合计	852	100.00

思考题

1. 请对洛阳市 9384 例伤害发生原因的性别构成进行分析。

2. 请对 20 岁以下居民的三个年龄组伤害发生原因的构成变化进行分析。

(胡利人 周 旋)

实习二 病例对照研究

【实习目的】

1. 掌握病例对照研究的基本原理及研究对象的选择。
2. 掌握病例对照研究常用指标的计算及意义。
3. 熟悉病例对照研究设计类型,熟悉病例对照研究的优缺点。

【实习要点】

1. 病例对照研究是流行病学分析性研究中的重要方法,主要应用于广泛探索疾病的危险因素和初步检验病因假设。
2. 病例对照研究中病例和对照的选择要科学合理,并进行科学的匹配。
3. 病例对照研究的资料分析:先进行 χ^2 检验,然后计算比值比 OR 值,并计算其可信区间。
4. 病例对照研究设计的一般步骤。

一、基 础 练 习

【练习一】

研究对象与方法 近年来研究提示 HBV 感染慢性化与原发性肝癌存在联系。按年龄、性别、职业、民族大致相同的条件,于 1989 年从山东省 6 所省市级医院选择原发性肝癌患者 112 例,肝癌按 1977 年全国肿瘤协作会议的标准诊断均为晚期患者。对照组选用同级医院外科病人 112 例为研究对象。采集研究对象的血标本鉴定是否有 HBV 感染。所有标本均在收集完毕半年内完成检验,结果见表 2-1。

表 2-1 原发性肝癌和对照病人 HBV 感染情况

	原发性肝癌病人数	对照病人数
HBV 感染	110	66
无 HBV 感染	2	46
合计	112	112

思考题

1. 该研究是什么设计类型?
2. 病例与对照应如何选择?如何控制选择偏倚?
3. 对 HBV 感染与原发性肝癌的关系进行分析?

【练习二】

心肌梗死（MI）与很多因素有关，利用病例对照研究的方法，进行 MI 与吸烟的关系的研究。从 24 所医院出院记录中找出 84 名 45 岁以下的已婚女性在 1968~1972 年期间接受过 MI 治疗的病人，这些人均符合世界卫生组织（WHO）1971 年的诊断标准。其中 21 例（16 名死于医院，5 名随后死亡）只能得到有限的资料，因而排除在外。余下 63 名，年龄在 25~44 岁之间。

每个 MI 病人设 1 名对照，他们是从治疗过某种急性内、外科疾病的已经出院的女性中随机选择的，并按照婚姻状况、年龄及住院时间与病例匹配。

得到医院顾问及全科医生的同意入户访视病人。搬迁及拒绝访问者均寄出问卷，拒绝调查或者不适宜调查者，由全科医生提供必要信息。共追访到所有病人及对照各 63 名。

MI 和对照病人吸烟情况见表 2-2。

表 2-2　MI 和对照病人吸烟配比资料

对照	病例	
	有暴露史	无暴露史
有暴露史	27	3
无暴露史	29	4
合计	56	7

思考题

1. 该研究是什么设计类型？病例对照研究设计的一般步骤是什么？
2. 进行 χ^2 检验，结果如何？可以说明什么问题？
3. 计算 OR 值及 95% 的可信区间，并解释结果。

【练习三】

上述资料中 MI 和对照病人肥胖和超重情况见表 2-3。

表 2-3　MI 和对照病人肥胖和超重情况

	MI 病人	对照病人
从未超重	34	49
有明确肥胖史	15	6
肥胖史不确定	14	8
合计	63	63

思考题

1. 进行基本的统计学分析。
2. 上述分析可以得出什么结论？尚需进一步做何种研究以确定因果关系？

二、案 例 讨 论

【案例】 吸烟与肺癌关系研究

研究对象及调查方法 选择确诊为肺癌的住院病人为调查对象。1948 年至 1952 年间在伦敦及其附近的 20 多家医院凡新收肺癌病人时,即派调查员前往医院调查,每调查一例肺癌病人,同时配一例同一医院同期住院的胃癌、肠癌等其他肿瘤病人作为对照。调查工作由具有该种研究经验的调查员完成,两组人员均被详细询问既往和现在的吸烟等情况,结果填入统一的调查表。

肺癌病人经病理组织学和(或)痰的细胞学确诊,少部分病人依据肺部 X 线检查或支气管镜检查确诊。事先规定 75 岁以上的病人不作为调查对象,并除去误诊为肺癌最后修正诊断的病人 80 例,因调查时已出院(189 例)、病危(116 例)、死亡(67 例)、耳聋(24 例)、不会英语(11 例)等原因未进行调查的肺癌病例 407 例,这样被调查的肺癌病人共计 1465 例,男性 1357 例,女性 108 例,大约占当时这些医院肺癌病人总数的 85%。

对照组和肺癌组病人配对的条件是:年龄相差小于 5 岁,性别相同,居住地区相同,家庭经济情况相似,同期入院,并住同一医院。

调查结果 通过调查,作者以男性为例,将肺癌组与对照组的吸烟习惯整理结果如表 2-4 和表 2-5。

表 2-4 肺癌组与对照组吸烟习惯比较

吸烟情况	肺癌组	对照组	合计
吸	1350	1296	2646
不吸	7	61	68
合计	1357	1357	2714

表 2-5 肺癌组与对照组吸烟习惯比较(1:1 配比)

对照	病例		合计
	吸烟	不吸烟	
吸烟	1289	7	1296
不吸烟	61	0	61
合计	1350	7	1357

注:表内数字为对子数

作者进一步把男性肺癌组与对照组按吸烟与否及每日吸烟量进行分析,见表 2-6。
统计分析所调查的肺癌组与对照组吸烟的总剂量与肺癌的发生情况,见表 2-7。

表 2-6 每日吸烟量与肺癌的关系

支/日	肺癌组		对照组		OR
	例数	%	例数	%	
0	7	0.5	61	4.5	
1—	49	3.6	91	6.7	

续表

支/日	肺癌组		对照组		OR
	例数	%	例数	%	
5—	516	38.0	615	45.3	
15—	445	32.0	408	30.1	
25—	299	22.1	162	11.9	
50—	41	3.0	20	1.5	
合计	1357	100.00	1357	100.00	
所有吸烟者	1350	99.48	1296	95.50	

表 2-7 肺癌组与对照组的吸烟总量估算值

组别	各吸烟的总量人数					χ^2 检验
	365 支~	50 000 支~	150 000 支~	250 000 支~	1 000 000 支~	
男:肺癌病人	19	145	183	225	75	男性:$\chi^2=30.6$,
(647 例)	(2.9%)	(22.4%)	(28.3%)	(34.8%)	(11.9%)	$v=4,P<0.001$
非肺癌病人	36	190	182	179	35	
(622 例)	(5.6%)	(30.5%)	(29.3%)	(28.9%)	(5.6%)	
女:肺癌病人	10	19	5	7	0	女性:$\chi^2=12.97$,
(41 例)	(24.4%)	(46.3%)	(12.2%)	(17.1%)		$v=3,P<0.001$
非肺癌病人	19	5	3	1	0	
(28 例)	(67.9%)	(17.9%)	(10.7%)	(3.6%)		

思考题

1. 病例和对照的来源有哪些? 在住院病人中选取对照组应如何保证与肺癌组有可比性?

2. 为了说明肺癌组与对照组的可比性,在两组的年龄、性别方面是否需要做均衡性检验?

3. 根据表 2-4 和表 2-5 的资料分别计算 χ^2 值、OR 值及其 95% 可信区间。

4. 将表 2-6 填充完整。从表 2-6 和表 2-7 中的资料可以看出什么趋势? 说明每日吸烟量和肺癌呈何种关系?

5. 从本次调查吸烟与肺癌关系的病例对照研究资料中,可得出什么结论? 尚需进一步做何种研究以决定因果关系?

(潘海燕)

实习三 横断面调查

【实习目的】

1. 掌握描述性研究、现况研究的概念。
2. 掌握现况调查设计基本原理、内容,熟悉其主要用途。

【实习要点】

1. 描述性研究的基本步骤,常用方法。
2. 利用常规资料描述疾病流行特征。
3. 常用的抽样方法,适用范围及优缺点,抽样调查时样本量的估算。
4. 现况调查中常见的偏倚及防控措施。
5. 现况研究设计的一般步骤。

一、基础练习

【练习一】 某中学学生龋齿患病率的抽样调查

某口腔医院保健科欲调查某中学学生的龋齿的患病率,该校有学生 2000 人,若取样本含量为 200,试作随机设计抽样设计。

思考题

1. 如果采用单纯随机抽样设计,你将怎样获取这 200 名研究对象?
2. 除了单纯随机抽样设计,你还可以采取哪些随机抽样的方法?
3. 不同的随机抽样方法有各自的适用范围,在运用这些方法时,应注意哪些方面?

【练习二】 某妇产医院对孕妇的生育方式的调查

某妇产医院为了解目前孕妇的生育方式的变化趋势,于 2004～2009 年间连续对该医院的孕妇的生育方式进行随机抽样调查,结果显示:女性职工的剖宫产率逐年升高。

思考题

该调查采用的是哪种研究设计?该方法有哪些优缺点?

【练习三】 某学校盐摄入量的调查

某医科高等院校地处某市新建高新科技产业园区,地理位置较偏远,与市中心交通往来不是十分便利,生活相对独立,有在校学生 15000 余人,该校某专业 4 年级学生,在学习《流行病学》关于慢性非传染性疾病相关章节后,认识到过多盐的摄入对健康的危害。正逢该校开展课外学生科研活动,该班级 5 名学生组成一个科研小组,拟对该校两个食堂盐的消耗情况进行调查,了解在校学生的盐摄入情况。

思考题

1. 该科研小组的设想属于何种研究设计? 有何优缺点?
2. 该小组要开展该项研究,还需要调查了解哪些内容?

【练习四】 某社区女性居民的慢性宫颈炎的患病情况的调查

为了解某社区 40 岁以上女性居民的慢性宫颈炎的患病情况,该社区计划于 2010 年 6 月组织医务人员对社区内≥40 岁的妇女进行调查,按照统一的标准确诊并收集相关的危险因素数据。

思考题

1. 本次调查的目的是什么? 这是一种什么性质的流行病学调查?
2. 为实现该研究目的,你将采用普查还是抽样调查?
3. 本次调查关于疾病率的指标你将选择发病率还是患病率? 说出你的理由。

二、案 例 讨 论

某市麻疹流行病学特征描述

麻疹是由麻疹病毒引起的一种急性呼吸道传染病,多发生于冬春季节,患者以儿童为主。我国自推广接种麻疹疫苗以来,特别是开展计划免疫(免疫规划)后,麻疹发病率大幅下降。某市地处某省东南部,20 世纪 90 年代后麻疹发病下降到很低水平,其中 1999 年麻疹发病率为 0.60/10 万,但 2005 年该市麻疹持续 10 余年的下降趋势发生改变,当年发病率明显上升,其后两年发病率再次下降到低位,但 2008 年全市范围出现爆发疫情,发病率为近10 来年来最高。为进一步探索麻疹流行规律及其变化,更有效地控制麻疹的流行,为制订控制措施提供科学依据,某市传染病医院结合当地疾病预防控制机构结合传染病疫情监测系统、发热出疹性疾病(麻疹)监测系统、疫苗接种率监测报告系统,对当地疫情情况进行分析。

(一) 总体发病情况

1950～2008 年该市共计发生麻疹 49663 例,死亡 319 例。期间,出现过 10 余次流行高峰,其中年发病率最高的 3 个年份分别是 1959 年(2730.62/10 万)、1965 年(1583.47/10 万)和 1957 年(1300.95/10 万)。20 世纪 80 年代初期开始计划免疫活动,麻疹发病呈现下降趋势,1987 年后,除 1991 年、1993 年和 1995 年三年外,其余各年麻疹发病率均在 10/10 万以下,1999 年最低年发病率为 0.60/10 万;但近年来,特别是 2008 年该市麻疹发病率出现较明显反弹,发病率达到 17.41/10 万。1950～2008 年麻疹流行曲线见图 3-1。

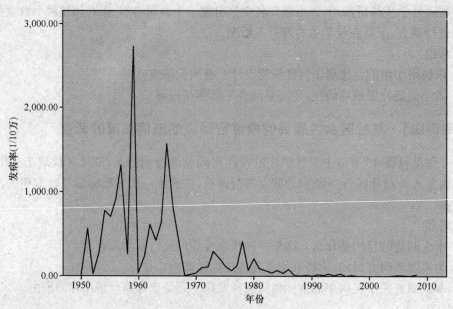

图 3-1　某市 1950～2008 年麻疹发病率

思考题

1. 完成表 3-1，并对上述资料进行简要分析。

2. 上述资料提供给我们的主要信息有哪些？

3. 对上述资料进行分析时需要注意哪些问题？

表 3-1　某市 1950～2008 年麻疹发病及死亡情况

年代	发病数	发病率（1/10 万）	死亡数	死亡率（1/10 万）	病死率（%）
1950～	21 147		265		
1960～	16 538		60		
1970～	5833		1		
1980～	3710		1		
1990～	1557		1		
2000～2008	878		1		
合计	49 663		329		

（二）时间分布情况

流行的周期性：1950～2008 年间，出现麻疹流行或明显发病率波动的年份分别是 1950 年、1957 年、1959 年、1961 年、1965 年、1973 年、1978 年、1980 年、1984 年、1986 年、1989 年、1991 年、1993 年、1995 年、1997 年、2000 年、2002 年、2005 年和 2008 年，高峰年间间隔主要为 2～4 年。季节分布：统计不同年代各月份发病情况（表 3-2）。

（三）地区分布情况

1981 年以来，共发生麻疹病例 1649 例，其中属于城市区病例 154 例，城市地区发病率为：0.98/10 万；属于农村地区病例 1495 例，农村地区发病率为：2.70/10 万。

表 3-2 某市 1950～2008 年麻疹发病季节分布情况

月份	1951～		1960～		1970～		1980～		1990～		2000～2008		合计	
	发病数	构成比	发病数	构成比	发病数	构成比	发病数	构成比	发病数	构成比	发病数	构成比	发病数	构成比
1	5472	25.88	998	6.03	731	12.53	171	4.61	26	1.67	29	3.30	7427	14.95
2	5515	26.08	2092	12.65	590	10.11	285	7.68	58	3.73	46	5.24	8586	17.29
3	3868	18.29	3239	19.59	526	9.02	457	12.32	210	13.49	223	25.40	8523	17.16
4	1957	9.25	3303	19.97	934	16.01	859	23.15	316	20.30	218	24.83	7587	15.28
5	1114	5.27	2814	17.02	915	15.69	668	18.01	357	22.93	206	23.46	6074	12.23
6	633	2.99	1624	9.82	709	12.15	528	14.23	215	13.81	79	9.00	3788	7.63
7	279	1.32	914	5.53	575	9.86	394	10.62	235	15.09	43	4.90	2440	4.91
8	153	0.72	395	2.39	259	4.44	126	3.40	62	3.98	15	1.71	1010	2.03
9	115	0.54	166	1.00	80	1.37	75	2.02	17	1.09	4	0.46	457	0.92
10	156	0.74	106	0.64	87	1.49	48	1.29	18	1.16	6	0.68	421	0.85
11	366	1.73	325	1.97	123	2.11	32	0.86	19	1.22	4	0.46	869	1.75
12	1519	7.18	562	3.40	304	5.21	67	1.81	24	1.54	5	0.57	2481	5.00
合计	21 147	100	16 538	100	5833	100	3710	100	1557	100	878	100	49 663	100

(四) 人群分布情况

对 1993 年后发生的 2305 例病人进行统计分析表明,职业分布占前三位的分别是:学生 982 例,占 42.60%;散居儿童 678 例,占 29.41%;幼托机构儿童 184 例,占 7.98%。

年龄分布:15 岁以下病例占总病例的 80.01%,其中 1993～1999 年,15 岁以下病例占 87.65%,2000～2008 年间下降为 57.44%。6～15 岁病例占总病例的 45.94%,其中 1993～1999 年该年龄段病例占总病例 58.13%,2000～2008 年该年龄段病例构成下降为 26.79%,但后一时期 0 岁组婴儿及 20～35 岁年轻成人组病例所占构成明显上升,分别从前一时期的 3.48% 上升到 16.96%、5.89% 上升到 30.91%。进一步对 2005 年～2008 年病例年龄分布情况进行统计 (表 3-3)。

表 3-3 某市 2005～2008 年麻疹发病及年龄分布情况

年龄	年份					发病率 (1/10 万)				
	2005	2006	2007	2008	合计	2005	2006	2007	2008	合计
0 月～	7	4	6	62	112					
8 月～	4	6	5	48	87					
1 岁～	7	4	1	34	57					
3 岁～	3	1	4	24	49					
6 岁～	46	12	2	29	110					
12 岁～	21	5	4	34	71					
18 岁～	8	5	4	33	67					
22 岁～	43	18	16	75	195					
30 岁～	18	6	13	62	150					
合计	157	61	55	401	898					

（五）麻疹疫苗接种情况

某市自 1980～1983 年始在市区 1～15 岁儿童中使用麻疹疫苗，1983 年开始实施计划免疫，1986 年以后在全市适龄儿童使用。根据每年度开展的接种率调查结果显示，1996～2008 年平均接种率维持在 96.21％到 99.86％之间，平均 98.35％。

思考题

1. 对该市麻疹病例的季节、地区分布作简要分析。

2. 该市麻疹病例的人群分布有什么特点？从中得到什么启示？

3. 针对上述资料情况及近年该市疫情特点，需要向上级部门或卫生行政部门提出哪些防控措施建议？

（祁素芬　孔丹莉）

实习四 队列研究

【实习目的】

掌握队列研究的基本原理和研究方法,熟悉队列研究资料的效应指标计算及分析方法。

【实习要点】

1. 队列研究的基本原理,主要类型。
2. 累计发病率、发病密度、标准化死亡比的计算。
3. 队列研究的常用效应指标计算和分析。
4. 队列研究的主要偏倚。
5. 队列研究的优缺点。

一、基 础 练 习

【练习一】

在 1963 年 Mcbride 对反应停与肢体缺陷的关系进行了研究,发现服反应停者胎儿肢体缺陷发病率为 42%;未服反应停者胎儿肢体缺陷发病率为 0.24%;人群中胎儿肢体缺陷发病率为 0.28%。

思考题

1. 上述研究属于何种类型的流行病学研究?其基本原理是什么?
2. 试计算 RR、AR、$AR\%$ 及 $PAR\%$ 等指标。
3. 试解释 RR、AR 及 $PAR\%$ 的意义。

【练习二】

某地从 1977 年 1 月 1 日到 1986 年 6 月 30 日对乙型肝炎表面抗原 (HBsAg) 阳性和阴性两组人群的肝癌发病情况进行了近 10 年的随访观察,结果发现 HBsAg 阳性组发生肝癌 41 例,HBsAg 阴性组发生肝癌 16 例。两组的观察人年数见表 4-1。

表 4-1　随访人群观察人年计算表

年份	HBsAg 阳性人群				HBsAg 阴性人群			
	年初人数	不变人数	退出人数	人年数	年初人数	不变人数	退出人数	人年数
1977	1195	1193	2		5077	5070	7	
1978	1193	1188	5		5070	5059	11	

续表

年份	HBsAg 阳性人群				HBsAg 阴性人群			
	年初人数	不变人数	退出人数	人年数	年初人数	不变人数	退出人数	人年数
1979	1188	1187	1		5059	5055	4	
1980	1187	1176	11		5055	5037	18	
1981	1176	1166	10		5037	5033	4	
1982	1166	1153	13		5033	5012	21	
1983	1153	1135	18		5012	4982	30	
1984	1135	1122	13		4982	4949	33	
1985	1122	1113	9		4949	4924	25	
1986	1113	1109	4		4924	4902	22	
合计	—	—	86		—	—	175	

思考题

1. 上述研究属于何种类型的流行病学研究？
2. 请完成表 4-1 中两组研究对象人年的计算。
3. 用什么指标来描述两组人群的发病危险，并进行计算？
4. 计算 RR、AR、$AR\%$，并说明其各自意义。

【练习三】

在弗明汉心脏病研究中提供了该地区 35～44 岁男性人群中几种冠心病危险因素的相对危险度与人群暴露比例的资料，请完成表 4-2 并回答问题。

表 4-2　弗明汉 35～44 岁男子中几种冠心病危险因素的 RR 与 PAR%

危险因素	RR	Pe	PAR%
收缩压≥180mmHg	2.8	0.02	
X 线上心脏扩大	2.1	0.10	
吸烟	1.9	0.72	

思考题

1. $PAR\%$ 和 $AR\%$ 有何区别？二者意义有何不同？
2. 相对危险度 RR、人群暴露比例和人群归因危险度 $PAR\%$ 之间有什么关系？这种关系对于决策部门制订公共卫生政策有什么指导意义？

【练习四】

某职业医师欲研究石棉暴露与肺癌及胃肠道肿瘤的关系，选择那些曾经或现在还从事接触石棉工作并且接触时间至少 20 年以上的男性工人共 2000 人为研究对象（平均年龄 45 岁），随访 5 年发现，肺癌死亡病例 60 人，胃肠道肿瘤死亡 51 人，已知该地同年龄组男性肺癌及胃肠道肿瘤年平均死亡率分别为 1.3‰和 4‰(表 4-3)。

表 4-3　石棉工人标准化死亡比

死因	观察数	期望数	SMR	SMR 95%CI
肺癌	60			
胃肠道肿瘤	51			

思考题

1. 请完成表 4-3 内容。

2. 对 SMR 与 1 的差别进行假设检验。

3. 请回答石棉暴露引起肺癌还是胃肠道肿瘤的危险性更大？请说明理由。

提示：

SMR 与 1 的比较用 u 检验：$u=\dfrac{D-E}{\sqrt{E}}$(D:实际人数；E:期望人数，$E\geqslant10$)

总体 SMR 可信区间：$\dfrac{D-1.96\sqrt{D}}{E(D)},\dfrac{D+1.96\sqrt{D}}{E(D)}$($D>50$)

二、案例讨论

【案例一】　饮酒与老年性痴呆前瞻性队列研究

饮酒与老年性痴呆的关系引起人们关注,但研究结果并不一致。西方人群中开展的研究发现小量及中等量的饮酒可以使痴呆的危险降低,中国是饮酒的大国,但中国人群中有关饮酒与痴呆关系的研究开展尚少,重庆市是我国人口最多的一个直辖市,研究者通过对在重庆社区居住的老年人群进行 2 年的随访研究,探讨饮酒与老年性痴呆的关系。

研究对象选择　本研究采用随机整群抽样,以抽签的方法从重庆市高新区、渝北区、渝中区 3 个区中分别抽取 2 个居委会,共 6 个居委会,6 个居委会 60 岁以上的老年人共 3286 人。纳入标准:在社区长期居住的 60 岁以上的老年人群。排除标准:可能影响认知功能的疾病(如严重的帕金森氏病);病情太重者或严重视、听功能障碍而不能参与调查者;长时间意识障碍者;长期智能低下者;严重失语者;信息不可靠者;严重脑外伤及神经外科手术史;非本地居民。

资料采集　本研究基线调查于 2001 年进行,应查者为 3286 人,其中因耳聋、失明、精神疾病、脑外伤、中毒等,已明确对认知功能有明显影响者 67 人,180 人外出,27 人拒查,共有 3012 人完成了初步评定[包括 MMSE (Mini-Mental State Examination)的测试,同时记录一般人口资料、既往史、家族史、婚育史和家庭经济状况等,并进行体格检查]。3012 人在基线水平进行了痴呆的筛选,159 人因诊断为痴呆而被排除,2853 名老年人认知功能正常。对 2853 名认知正常的老年人进行 2 年的随访,重点为确定调查对象是否发生了痴呆或死亡,2 年中死亡 12 人,拒绝调查或失访 157 人,搬迁 52 人,访到 2632 人。共有 2632 人进行了 2 年的前瞻性队列研究,应答率为 80.1%。

调查人员由 20 名有经验的神经内科和精神科临床医师组成。诊断过程由神经心理量表检测,问卷调查和临床检查所组成。痴呆的诊断(参照美国精神障碍诊断与统计手册第三版修订本)。饮酒的分类酒精的摄入转换为标准单位 IU(1U＝8g 酒精)。按饮酒量不同分为不饮酒(每周＜1U),轻中度饮酒(男性每周 1～21U,女性每周 1～14U),重度饮酒(男性每周＞21U,女性每周＞14U)。

思考题

1. 这是一种什么类型的流行病学研究? 该研究的优缺点有哪些?
2. 请问可采用哪些方法提高本次研究的应答率,降低失访偏倚?
3. 完成表 4-4 和表 4-5,结合表中内容分析饮酒与老年痴呆发生的关系。
4. 本次研究的局限性有哪些?

表 4-4　重庆市 2001～2003 年 60 岁以上男性饮酒情况与老年痴呆发生的关系

分组	调查人数	老年性痴呆人数	累计发病率(%)	RR	$RR95\%CI$
不饮酒	250	17			
轻中度饮酒	746	25			
重度饮酒	152	12			
合计	1148	54			

表 4-5　重庆市 2001～2003 年 60 岁以上女性饮酒情况与老年痴呆发生的关系

分组	调查人数	老年性痴呆人数	累计发病率(%)	RR	$RR95\%CI$
不饮酒	834	19			
轻中度饮酒及重度饮酒	650	11			
合计	1484	30			

【案例二】　美国白人男性铀矿暴露与肺癌的队列研究

19 世纪以来,对铀矿工人的调查有很多报道指出了铀矿作业的远期健康效应,特别是肺部疾患危险性。本研究利用了 20 世纪 50 年代美国公共卫生署的医学调查资料,该资料显示科罗拉多地区的矿工 1950 年开始进行医学检查,1950 年及以后的检查结果均登记在案。美国公共卫生署的调查人员系统地走访了许多矿区的工人,并对他们进行询问和调查,根据这些资料,研究人员在 1990 年确定了研究对象。把接受过医学调查,并在 1964 年 1 月 1 日前在科罗拉多高原地下铀矿工作至少 1 年的白人男性工人列为研究对象。列入调查的对象都随访到 1989 年。本次研究选用当地同期非铀矿工人(该批工人的资料也来自于美国公共卫生署)作为对照,而以同期美国人群资料作为背景资料。

思考题

1. 这是一个什么类型的流行病学研究? 该种研究有何优缺点?
2. 研究人员这样选择对象有何目的?
3. 该研究选取的对照为何种类型,有何优缺点?

从美国公共卫生署得到的资料包括:姓名、社会保险号、种族、性别、出生日期、与研究有关的铀暴露剂量、工种、入厂日期等。通过这些资料,研究人员可以得到有关研究对象观察期铀暴露情况。同时,研究人员亦调查观察期间该批对象的生存状况(存活或死亡的原因)。

本次研究得到的部分结果如表 4-6 所示。

表 4-6　1950～1989 年白人男性铀矿工人死因调查

死亡原因	观察数	预期死亡数	标化死亡比
结核	14	3.4	4.09
恶性肿瘤(合计)	264	117.2	2.25
肝胆管	2	2.8	0.71
胰腺	9	6.6	1.37
喉	0	1.9	0.00
肺	185	38.4	4.82
乳腺	1	0.2	4.53
前列腺	7	5.9	1.18
膀胱	3	3.2	0.94
皮肤	5	2.3	2.16
淋巴和血液	9	12.0	0.75
糖尿病	4	8.5	0.47
酒精中毒	7	2.6	2.73
事故	155	46.8	3.31
合计	950	600.3	1.58

4. 标化死亡比(SMR)是如何计算的? 它有何作用?

5. 从表 4-6 你可以得到哪些初步结论? 如何进一步分析资料?

研究人员主要针对肺癌和其他恶性呼吸道疾病进行了深入分析,着重研究了入厂时年龄、工龄和暴露剂量等可能的危险因素(表 4-7)。

表 4-7　白人男性铀矿工人不同入厂时年龄观察期间肺癌死亡率与非铀矿工人的比较

入厂时年龄	铀矿工人		非铀矿工人		合计	
	肺癌死亡数	人年数	肺癌死亡数	人年数	肺癌死亡数	人年数
<20 岁	18	44776	7	37234	25	82010
20 岁～	41	12983	53	62528	94	75511
30 岁～	88	8453	48	19360	136	27823
40 岁～	38	2951	15	7236	53	10187
合计	185	69163	123	126628	308	195521

6. 表 4-7 中的暴露人年是如何计算的,请举例说明。

7. 根据表 4-7 所提供的数据,请计算不同入厂年龄铀矿工人相对于非铀矿工人肺癌死亡的危险度及其 95％CI,肺癌死亡归因于铀暴露的危险度为多少? 在一般人群中发生肺癌死亡有多少可能是归因于铀暴露?（假设人群中的铀暴露率为 1/万）

8. 根据你的计算,肺癌死亡与工人入厂时的年龄是否有关?

（黄志刚）

实习五　实验流行病学研究

【实习目的】

1. 掌握实验流行病学的概念、临床试验的概念、实验研究的特征。
2. 熟悉临床试验设计的基本步骤,资料的收集、整理与分析。
3. 了解临床实验设计的类型。

【实习要点】

1. 实验流行病学研究是将来自同一总体的研究对象随机地分到实验组和对照组,实验组给予某种实验因素,对照组不给予该因素,前瞻性随访各组结局并比较其差别的程度,从而判断实验因素的效果。

2. 临床试验研究的基本步骤包括明确研究目的、确定试验结局、选择设计类型、确定研究对象及样本含量、研究对象随机分组及随访、资料的收集与分析。

3. 根据对照设立的不同临床试验可分为随机对照临床试验、同期非随机对照临床试验、历史对照临床试验、自身对照临床试验等。

一、基础练习

【练习一】

纳洛酮(naloxone)是一种人工合成的阿片受体拮抗剂。国内外的一系列动物试验和一些应用于临床治疗的报告发现,在颅脑损伤后急性期应用纳洛酮,可以维持血压和脑灌注压、控制颅内压、减轻脑水肿、改善脑代谢,对于昏迷和呼吸抑制的病人,纳洛酮有快速转意识障碍、解除呼吸抑制的作用。为了观察中等剂量纳洛酮治疗急性中、重型颅脑损伤的疗效和安全性,中华医学会神经外科分会联合 18 家协作单位按照随机双盲临床试验的要求选取有效病例 40 例,随机分为 2 组,其中纳洛酮组 20 例,生理盐水组 20 例,受试患者均接受为期 10 天的治疗和至少 1 个月的随访。

分析对比患者治疗前后的病情及一些重要辅助检查指标的变化趋势,并记录随访结束时患者神经功能恢复情况和生活质量状况,全部试验结束后进行揭盲并对结果进行统计学分析。结果提示纳洛酮组患者 GCS (Glasgow coma scale) 评分和血压、心律和呼吸异常改善率明显优于生理盐水组;纳洛酮组死亡率为 0%,安慰剂组为 5%。随访第 1 个月结束时,纳洛酮组的 GOS (Glasgow outcome scale)评分和语言功能评分均明显优于生理盐水组。试验过程中发现 1 例表现出一般药物难以控制的躁动。

思考题

1. 本试验的研究特点是什么？
2. 试验中的生理盐水组有何意义？
3. 请判断本试验所采用盲法的类型及理由？
4. 如何评价该药物的安全性？

【练习二】

利培酮（商品名：维思通）是具有强效 5-羟色胺 5-HT2A 和多巴胺 D2 受体阻断特性的苯并异恶唑衍生物，是一个有效的抗精神病药物。为评价利培酮治疗躁狂症的有效性和安全性，采用随机双盲平行对照试验，收集符合入组条件的躁狂病人 32 例，其中试验组 16 例，口服利培酮 1~6mg/d，对照组 16 例，口服氟哌啶醇 2~12mg/d，疗程 4 周。

主要疗效指标为 Young 氏躁狂评定量表（YMRS）评分，结果显示，不论是利培酮治疗组还是氟哌啶醇治疗组，在研究结束时，两组受试者 YMRS 总分与基线相比均明显降低。

研究中针对疗效评估指标-YMRS 减分率〔减分率＝（基线分－终点分）/ 基线分〕进行总体疗效的分析，以 30% 作为有效率的标准，治疗结束时利培酮组有效率为 87.5%，氟哌啶醇组为 81.25%，无显著性差异。受试者治疗前后的血液学检查、血生化检查、尿液常规检查、心电图以及脉搏、血压，以及以临床体格检查等安全数据进行分析，结果均未发生有意义的临床改变。两组常见不良反应有锥体外系反应、便秘及心电图异常，不良反应在两组间无显著性差异。

思考题

1. 本研究采用了何种类型的对照？
2. 分析此次研究的可能结论。

【练习三】

前列安通片具有清热利湿、活血化瘀、行气止痛的作用，可用于慢性前列腺炎的治疗。为了进一步评价前列安通片治疗慢性前列腺炎的有效性及安全性，于 2006 年 9 月~2007 年 4 月在成都、杭州、北京、上海、广州等 8 家医院进行了临床研究。

病例选择标准为：①有尿频、排尿不适、阴囊或会阴疼痛不适等慢性前列腺炎症状并持续 4 周以上，NIH-CPSI（慢性前列腺炎症状评分）≥10 分；②诊断符合美国国立卫生研究院（NIH）前列腺炎分类中的Ⅱ型或Ⅲ型；③年龄 18~55 岁，男性；④入选前 1 周内未使用其他治疗慢性前列腺炎和影响排尿的药物或治疗方法。

同时排除以下疾病：①急性前列腺炎；②良性前列腺增生、尿道畸形或狭窄及严重神经官能症；③以盆腔疼痛为主要表现的患者，如输尿管结石、膀胱结石、腹股沟疝、耻骨炎、精索静脉曲张、附睾炎等；④合并有心、脑、肝和造血系统等严重原发性疾病，过敏体质或药物过敏者；⑤无法合作者，如精神病患者。

分别于治疗前、治疗后 2 周和 4 周，按 NIH-CPSI 进行评分，并记录前列腺按摩液（EPS）中白细胞（WBC）计数。实验用药由甘肃独一味生物制药有限责任公司提供，商品名为前列安通片,规格 0.38g/片,给药方法为 5 片/次,3 次/d,餐后口服。疗程 4 周,剂量保持不变。

根据病例入选及排除标准共纳入 273 例慢性前列腺炎患者,疗效判定结果为显效 96 例,占 35.2%,有效 130 例,占 47.6%,无效 47 例,占 17.2%,总有效率为 82.8%。治疗前 EPS 中 WBC 计数为 (16.46 ±14.11) 个/HP,治疗 2 周后下降为 (12.25 ±11.83) 个/HP,治疗 4 周后下降为 (8.81 ±10.76) 个/HP。试验期间未观察到与治疗相关的不良反应事件发生,亦未发现与治疗相关的实验室检查异常。

思考题

1. 该临床试验研究属于何种类型?
2. 分析治疗前后 EPS 中 WBC 计数,判断前列安通消炎的作用。
3. 本研究所用前列安通的安全性如何?

二、案 例 讨 论

背景 母婴传播是我国乙型肝炎病毒（HBV）慢性感染最重要的来源,据大规模人群试点研究结果提示,单纯乙肝血源疫苗的母婴阻断效果并不理想。从 1996 年开始,我国应用新型重组乙肝疫苗替代血源疫苗进行免疫接种,探索经济、高效的母婴阻断方案。

目的 评价国产重组乙肝疫苗及其与中效价乙肝免疫球蛋白（HBIG）联合应用母婴阻断方案的保护效果。

对象 1996 年 9 月开始,在广西壮族自治区的南宁、柳州、梧州、桂林市,湖南省湘潭市和河北省石家庄市选择部分医院和妇幼保健院,筛选孕妇乙肝 HBsAg 和 HBeAg,共选择 475 例 HBV 双阳性母亲新生儿作为研究对象。

免疫方法 广西和湖南所用乙肝疫苗为酵母苗（北京生物制品研究所和深圳康泰生物制品有限公司产品,每剂 5μg）。河北为 CHO 苗（长春生物制品研究所产品,每剂 10μg）。HBIG 为长春生物制品研究所市售商品。新生儿在出生后 24 小时内上臂三角肌内免疫接种首剂重组乙肝疫苗,免疫程序为 0、1、6 月三针法。全程免疫后不再加强免疫。从所选择的研究对象中随机选择 186 例新生儿在首剂疫苗免疫的同时在臀部注射 50 国际单位（IU）的 HBIG。

随访和血清学检测 新生儿首针免疫后 72 小时内观察局部和全身反应情况。所有研究对象于首剂免疫后 1 年、2 年、3 年和 4 年连续采血样随访,每次采集静脉血 5ml,及时分离血清于-20℃冰箱中保存待检,使用符合国家质量标准的乙肝固相放射免疫（SPRIA）试剂检测 HBsAg,抗-HBs 和抗-HBc,同时对抗-HBs 进行抗体滴度（GMT）检测。

结果判定 计算各疫苗免疫后不同时间的抗-HBs 滴度（mU/ml）,以抗体滴度大于 10 mIU/ml 为阳转。

结果 结果见表 5-1。

表 5-1 重组乙肝疫苗母婴阻断新生儿抗-HBs 阳转率及免疫持久性

免疫年限	单纯重组乙肝疫苗			单纯重组乙肝疫苗＋HBIG		
	阳性例数/总人数	阳性率(%)	GMT(mIU/ml)	阳性例数/总人数	阳性率(%)	GMT(mIU/ml)
1	263/289	91.1	153	174/186	93.5	164
2	232/288	80.5	97	144/180	80.0	103
3	189/268	70.5	77	126/177	71.0	77
4	172/264	65.0	55	117/175	66.6	56

免疫儿共随访观察了 4 年,单纯重组乙肝疫苗组的母婴阻断效果为 87.8% (95%CI:83.6～91.9),重组乙肝疫苗加 HBIG 联合免疫组的阻断效果为 91.2% (95%CI:86.7～95.6),两种重组乙肝疫苗间 ($P=0.7072$)、各地免疫人群间($P=0.9987$)的母婴阻效果差异均无统计学意义;免疫保护失败率在单纯重组乙肝疫苗组和重组乙肝疫苗加 HBIG 组分别为 10.4% 和 7.5%,差异亦均无统计学意义($P=0.2955$);但各种重组乙肝疫苗母婴阻断方案的效果均明显优于以历史对照的单纯血源乙肝疫苗。重组乙肝疫苗两种母婴阻断方案免疫新生儿间抗-HBs 阳转率 ($P=0.3188$) 和 GMT 间($P=0.8925$)差异均无统计学意义。

思考题

1. 上述研究为何类型,该研究有何特点?
2. 本研究所用对照有何特点?
3. 评价重组乙肝疫苗阻断母婴传播的效果。

(王效军)

实习六 诊断与筛检试验的评价

【实习目的】

1. 掌握评价试验真实性、可靠性和收益的各指标的含义和计算方法。
2. 了解灵敏度、特异度、阳性预测值、阴性预测值等指标的相互关系。
3. 熟悉提高试验效率的方法。

【实习要点】

1. 评价试验真实性的指标的含义及计算。
2. 评价试验可靠性的指标的含义及计算。
3. 评价试验收益的指标的含义及计算。
4. 并联试验与串联试验的概念及所适用的情形。

一、基础练习

【练习一】

某课题组在坑内水网型疫区用间接血凝试验(IHA)筛检日本血吸虫病,并以粪检结果作为金标准,试验结果见表 6-1。

表 6-1　间接血凝试验筛检日本血吸虫病的结果

IHA	粪检		合计
	阳性	阴性	
阳性	200	197	397
阴性	80	157	237
合计	280	354	634

思考题

1. 该筛检试验的灵敏度、特异度和约登指数分别为多少?
2. 该筛检试验的假阳性率和假阴性率分别为多少?
3. 筛检阳性率是多少? 阳性预测值与阴性预测值分别为多少?

【练习二】

甲、乙两位医师根据 B 超检查结果对 100 例肝癌疑似患者进行诊断,诊断结果见表 6-2。

表 6-2 两医师的 B 超诊断

甲医师	乙医师		合计
	+	−	
+	70	12	82
−	10	8	18
合计	80	20	100

思考题

请计算两者的符合率和一致性指标 Kappa 值。

【练习三】

已知某筛检试验的灵敏度和特异度均为 75%，在患病率为 10% 的 10000 人中进行筛检，得阳性预测值为 25%，阴性预测值为 96.43%。

思考题

1. 若该筛检试验的灵敏度为 95%，特异度为 75%，则在相同人群中进行筛检的阳性预测值和阴性预测值分别为多少？

2. 若该筛检试验的灵敏度为 75%，特异度为 95%，则在相同人群中进行筛检的阳性预测值和阴性预测值又分别为多少？

3. 若该筛检试验的灵敏度和特异度仍均为 75%，在患病率为 15% 的人群中进行筛检，则阳性预测值和阴性预测值又将如何变化？

4. 根据以上分析可以得出什么结论？

【练习四】

为评价数字影像法识别植入性人工心脏瓣膜受损的价值，研究者记录了 20 例接受瓣膜置换手术患者的活动瓣膜间缝隙值。术后证实，有 10 例患者的瓣膜受损，另 10 例患者的瓣膜完好，瓣膜受损者缝隙值范围为 0.03 ~ 0.58，瓣膜完好者缝隙值范围为 0.00 ~ 0.13。若选择 0.05 为界值（截断点），即缝隙值大于 0.05 者记为受损，小于等于 0.05 者记为完好，结果见表 6-3。

表 6-3 20 例接受瓣膜置换手术患者瓣膜是否受损的诊断结果

影像法	手术确诊		合计
	受损	完好	
受损	8	3	11
完好	2	7	9
合计	10	10	20

思考题

1. 请计算该影像技术的灵敏度和特异度。

2. 当界值降低为 0.03 时,根据缝隙值判断,13 人瓣膜受损,其中 9 人与手术结果相符,7 人瓣膜完好,其中 6 人与手术结果相符,试计算此分界点时该影像技术的灵敏度和特异度。

3. 降低界值对假阳性和假阴性的影响如何?

4. 如果将界值定为 0.07,上述指标又会如何变化?

【练习五】

为探讨血清甲胎蛋白(AFP)和 α-L-岩藻糖苷酶(AFU)对原发性肝癌(PHC)的临床诊断价值,某医生选取了 60 例确诊原发性肝癌患者和 60 例对照(包括良性肝病患者)作为研究对象,AFP 和 AFU 的诊断界值分别为 10μg/L 和 40U/L,检测结果如表 6-4。

表 6-4 两指标诊断原发性肝癌的结果

| 检测结果 | | PHC | |
AFP	AFU	有	无
+	+	16	0
+	−	23	10
−	+	15	2
−	−	6	48

思考题

1. 根据表 6-4 的数据,通过计算完成表 6-5。

表 6-5 不同指标诊断原发性肝癌时的相应指标(%)

	灵敏度	特异度	阳性预测值	阴性预测值
AFP				
AFU				
并联试验				
串联试验				

2. 采用并联试验或串联试验时,各指标如何变化?

3. 诊断原发性肝癌时应该采用并联试验还是串联试验? 为什么?

二、案 例 讨 论

【案例一】

在"经食管超声心动图(TEE)与经胸超声心动图(TTE)对风湿性心脏病左房血栓诊断价值的比较"研究中,研究者选择了风湿性心脏病(简称风心病)患者 85 例,其中手术证实风心病并发左房血栓 32 例,TEE 成功检出 29 例,TTE 成功检出 17 例,数据整理见表 6-6 和表 6-7,请对 TEE 与 TTE 的灵敏度和特异度做出评价。

表 6-6　经食管超声心动图(TEE)对风心病左房血栓的诊断结果

TEE	手术确诊		合计
	+	−	
+	29	1	30
−	3	52	55
合计	32	53	85

表 6-7　经胸超声心动图(TEE)对风心病左房血栓的诊断结果

TEE	手术确诊		合计
	+	−	
+	17	2	19
−	15	51	66
合计	32	53	85

　　研究者接下来比较 TEE 与 TTE 对风心病左房血栓的诊断结果,见表 6-8,经配对 χ^2 检验得 $P=0.007$,按 $\alpha=0.05$ 检验水准,两者差异有统计学意义,认为 TEE 的诊断价值优于 TTE。但有其他研究者认为,将 85 例风湿性心脏病患者作为评价对象,采用配对 χ^2 检验比较 TEE 与 TTE 诊断风心病并发左房血栓的优劣是欠妥的,因为该研究的目的是比较 TEE 与 TTE 诊断风心病并发左房血栓的价值,而不是比较 TEE 与 TTE 诊断风心病的价值,所以应选择手术证实的 32 例风心病并发左房血栓患者作为评价对象,即应用表 6-9 的数据比较 TEE 与 TTE 诊断价值的优劣。你同意哪种说法?为什么?对于诊断试验应如何选择研究对象?

表 6-8　TEE 与 TTE 对风心病左房血栓的诊断结果比较

TEE	TTE		合计
	+	−	
+	17	13	30
−	2	53	55
合计	19	66	85

表 6-9　TEE 与 TTE 对风心病左房血栓的诊断结果比较

TEE	TTE		合计
	+	−	
+	17	12	29
−	0	3	3
合计	17	15	32

【案例二】

　　快速尿素酶试验是诊断幽门螺杆菌(Hp)感染的一种方法,为评价其诊断价值,某医师对十月份第一周第一个工作日的 15 名就诊者进行快速尿素酶试验,并分别于胃窦部取材,中性福尔马林固定,常规病理切片,Warthin-Starry 银染色,对第二周第一个工作日的 14 名就诊者也进行快速尿素酶试验,并进行幽门螺杆菌培养,结果分别见表 6-10 和表 6-11。

表 6-10　Warthin—Starry 染色结果与快速尿素酶试验结果的比较

观察 病例数	立即观察结果		24 小时后观察结果		病理染色
	阴性	阳性	阳性	阴性	阳性
15	4	11	5	10	6

表 6-11　细菌培养结果与快速尿素酶试验结果的比较

观察 病例数	立即观察结果		24 小时后观察结果		病理染色
	阳性	阴性	阳性	阴性	阳性
14	5	9	6	8	6

由表 6-10 结果,该医师认为病理染色的结果与快速尿素酶试验的结果仍有明显的差距。其中病理检查的结果显示有 6 例,比立即观察的结果多 2 例,比 24 小时后观察的结果多 1 例,而且其中 1 例 24 小时后阴性者,病理检查结果也为阳性,若以病理检查结果作为幽门螺杆菌诊断的金标准,则快速尿素酶立即观察结果的敏感度为 66.67%,而特异度为 81.82%,立即观察结果与病理检查的符合率为 80.00%。

而由表 6-11 结果,研究者认为立即观察的结果与 24 小时后观察的结果相差 1 例,而细菌培养的阳性例数为 6 例,恰好与 24 小时后观察的结果相符。如果以细菌培养的结果为金标准,则快速尿素酶立即观察的结果有 1 例遗漏,说明快速尿素酶诊断立即观察的灵敏度为 83.33%,而诊断的特异度为 88.89%。说明在 24 小时温育后的观察结果更接近于幽门螺杆菌感染的实际情况。立即观察的结果与细菌培养的符合率为 83.33%。

思考题

1. 试分析该研究存在哪些问题,计算有哪些错误?
2. 若让你对快速尿素酶试验进行评价应如何设计? 请写出基本步骤。

(修良昌)

实习七　病因与因果推断

【实习目的】

掌握病因的概念及因果推断标准;熟悉流行病学的病因研究过程。

【实习要点】

1. 病因的概念。
2. 统计关联与因果关联。
3. 病因研究过程。
4. 因果推断标准。

案例讨论

【案例一】　不明原因疾病的病因研究:晶状体后纤维增生症病因研究

20 世纪 40 年代初,在美国一些城市发生一种原因不明的疾病-晶状体后纤维增生症(retrolental fibroplasia,RLF)。RLF 发生在早产儿出生后不久,其主要病变是晶状体后发生纤维组织增生与粘连,成为儿童失明的主要原因之一。经过系列流行病学调查研究,已明确该病的起因。采取适当的防治措施后,由该病因引起的病例已很少见。以下是系列研究的结果。

资料一:

地理分布:RLF 最早发现于美国波士顿,不久其他一些大城市如纽约、芝加哥等亦有报道,后来加拿大、英国、法国、瑞典、荷兰、西班牙、瑞士、意大利、以色列、古巴、澳大利亚和南非等国均有病例报告,其中以英、法、瑞典、澳大利亚病例较多。病例呈散发的特点。

人群分布:RLF 绝大多数在早产儿中发生,与出生体重有关,体重愈轻或胎龄愈小,发病率愈高。未见性别差异。在美国,白人比黑人患 RLF 更常见,如收治白人的普罗维登斯产科医院等早产儿中有 30%～40% 患 RLF,在一些城市的私人医院的白人产妇中,婴儿患 RLF 者也较多,但慈善医院早产儿数目最多,其中 70% 的是黑人,却无病例报告。

产妇的经济条件或医院的医疗条件与本病有关,RLF 多发生在医疗设施较好的医院,如一所无 RLF 病例的慈善医院,95% 的产妇是来自贫困家庭,而芝加哥大学附属医院自费入院的产妇中早产儿 RLF 发病率为 30%～40%。

时间分布:开始本病未引起医生的注意,当眼科医生注意到本病时,病例数明显上升。

资料二：

某医师进行了以下研究:选择经确诊有后遗症损害的 RLF 病人为病例组,正常婴儿为对照组。研究发现早产儿母亲的下列因素无统计学意义:年龄、Rh 血型、分娩情况、X 线暴露、镇痛和麻醉剂使用与否、感染或早产等。早产儿下列因素无统计学意义:一胎或多胎、性别、有无先天畸形、白细胞计数、X 射线暴露、输血与否等。有统计学意义的是:护理情况,平均护理天数,在暖箱内平均天数,平均输氧天数。RLF 病儿均显著高于正常婴儿。更多的 RLF 婴儿输氧尤为突出。

资料三：

资料一、二提供了重要的病因线索:RLF 可能与输高浓度的氧有关。当时有钱人家的早产儿均住在设备较好的医院,有输氧护理,而穷人家的早产儿住在慈善医院,只限有发绀的婴儿才能使用输氧护理。根据当时住院时早产儿高浓度氧暴露情况和之后 RLF 发生情况,如表 7-1。

表 7-1 输氧与晶状体后纤维增生症关系

组别	观察人数	发病人数	发病率%
暴露组	123	23	18.69
未暴露组	58	4	6.89

通过以上资料估算,高浓度氧暴露的相对危险度为 2.71,特异危险度为 11.8。特异危险度百分比为 63.14%。以上分析说明在早产儿中高浓度氧气暴露与 RLF 发病有关。

资料四：

20 世纪 50 年代初,一些学者进一步研究了氧气的用量与 RLF 发病的因果关系,他们将出生体重在 3.5 磅以下的婴儿按入院顺序交替分为两组,第一组给 65%～70%氧气 4～7 周;第二组给 40%氧气 2 周,其他治疗与护理完全相同,并追踪观察其 RLF 发生情况,结果是第一组发生 RLF 显著高于第二组,且病情偏重,详见表 7-2 和表 7-3。以后有些学者应用动物模型试验亦证明了两者之间的因果关系。

表 7-2 不同浓度的氧气治疗与 RLF 关系

组别	婴儿数	发病数	发病率%
第一组	28	17	60.71
第二组	37	6	16.21

$RR=3.75, AR=44.5, AR\%=73.30\%$

表 7-3 两组病例的轻重程度

组别	病例数	RLF 病的程度			
		轻	中	重	失明
第一组	17	3	7	2	5
第二组	6	4	2	0	0

思考题

1. 资料一属于何种类型的流行病学研究？根据资料一的结果，你可以得到哪些初步的病因线索？若希望进一步验证你的病因假设，你认为应进一步开展什么类型的研究？

2. 资料二属于何种类型的流行病学研究？该研究结果对你有什么启示？你认为资料二提供的证据是否能确定输高浓度的氧是 RLF 的病因？为什么？下一步应做哪些工作或补充哪些研究证据？

3. 资料三属于何种类型的流行病学研究？资料三的研究与资料二有何区别？说明它们在病因推断中的作用。

4. 资料四属于何种类型的流行病学研究？该研究提供的证据在病因推断中的作用？

5. 根据疾病因果评判标准对本课题所提供资料进行综合评价。

【案例二】 反应停与短肢畸形

1959～1961 年间，在西欧诸多国家，特别是前西德与英国新生儿患短肢畸形病例明显增加，构成一次先天性畸形疾病流行。估计有高达万例患儿，并且遗留数千残废儿童，是一次较大的灾难性事件。病例主要表现为四肢长骨多处缺损，包括肢体缩短或完全缺少，例如缺臂、缺腿以及指、趾畸形。还能引起无耳、无眼、缺肾、缺胆囊、肛门闭锁及心脏畸形等。另有患儿面神经麻痹或者由于内耳缺损导致耳聋。现将短肢畸形的流行病学研究概述如下：

资料一：

1960 年，有临床医生陆续发现欧洲新生儿畸形比率异常升高，这些产下的畸形婴儿患有一种少见（在正常怀孕妇女其发生率是大约 400 万分之一）的叫海豹肢症，四肢发育不全，短得就像海豹的四个鳍足。1961 年 11 月，前德国医生 Lenz W 发现至少 50％的这些生产出有问题的孩子的母亲都在怀孕头 3 个月曾服用过反应停。他发出警告，提醒反应停的可能致畸性。1961 年 12 月 2 日 Lancet 杂志刊登了 Hayman DJ 给编辑的信，报告了他们收到国外有关反应停对怀孕早期胚胎可能会产生有害影响的报道。同年 12 月 16 日，该刊物又刊登了 McBride WG 的信，信中指出一般新生儿中约有 1.5％发生畸形，但他在近几个月内发现服用过反应停的孕妇所生的婴儿患多种畸形的发生率高达 20％。之后，一些杂志陆续发表了有关这方面的报道。1962 年 Lenz W 和 Knapp K 报道了这种短肢畸形与反应停的关系。他们指出，在 1961 年德国和一些其他国家先天性畸形特别是短肢畸形病例数明显增加。回顾性询问其母亲，多有服用过反应停或含反应停成分的药物史。有一半病例只有手臂缺陷，四分之一有手臂和腿部缺损，有六分之一无耳。怀孕后 27～40 天内服药处于最危险期。作者认为反应停是短肢畸形病因。

资料二：

有学者发现，不同的国家发生短肢畸形病例数与反应停销售量有一定关系。从表 7-4 中可以看到在前西德和英国反应停的销售量最大，本病的发病数亦最多。

反应停的销售量与短肢畸形在时间分布上亦有密切联系。Davis JA 和 Dobbling J 提供了这方面的资料（图 7-1），在前西德，反应停从 1959 年开始在市场销售，1960 年销售量迅速上升。1960 年底和 1961 年初这种短肢畸形病例亦随之上升。两条曲线相隔三个季度，故反应停销售量曲线正与这些病例的母亲怀孕期相吻合。1961 年 12 月反应停从前西德市场撤消,反应停停止出售后,1962 年下半年以后出生的儿童便很少发生这种畸形。

表 7-4 反应停销售量与短肢畸形病例的地区分布

国家	反应停的销售量(公斤)	短肢畸形病例数
奥地利	207	8
比利时	258	26
英国	5 769	349
荷兰	140	25
挪威	60	11
葡萄牙	37	2
瑞士	113	6
前西德	30 099	5 000
美国	25	17

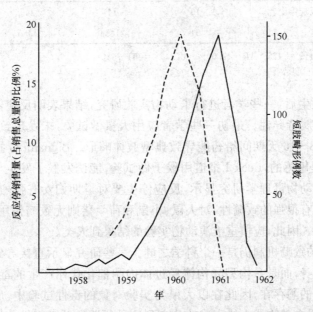

图 7-1 联邦德国反应停销售总量(虚线)与短肢畸形病例数(实线)
的时间分布(Davis and Dobbling,1974)

资料三:

Weicker 等在 1962 年报告了他们的回顾性研究,共调查了 50 个病例的母亲和 90 个健康婴儿的母亲的情况。发现病例母亲的年龄比健康对照者大。病例死亡率增高,病例母亲有较多的流产与死产发生。病例母亲是医生、教师和工程师等比对照者多。通过分析其病因,排除了放射线、避孕药、堕胎药、去污剂等因素,只有反应停有是其病因的可能性,结果见表 7-5。

表 7-5 反应停与短肢畸形的回顾性研究

服用反应停史	病例的母亲	健康婴儿的母亲
有	12	2
无	38	88
合计	50	90
有服用反应停史的比例	24.0%	2.2%

资料四：

McBride WG 等在 1963 年报告了一次前瞻性观察。某妇产科曾在孕妇中应用过反应停，当反应停被怀疑有致畸作用后，他们立即进行了前瞻性观察，其结果是服用反应停者其婴儿发生短肢畸形的相对危险度为 175，特异危险度百分比为 41.76%（表 7-6）。

表 7-6 反应停与短肢畸形的前瞻性观察

分组	儿童数			肢体缺陷发病率(%)
	有肢体缺陷者	无肢体缺陷者	共计	
怀孕后 8 周内有服用反应停史者	10	14	24	42
早期无服用反应停史者	51	21434	21485	0.24

$RR = 42.00\% \div 0.24\% = 175$ $AR = 42.00\% - 0.24\% = 41.76\%$

资料五：

反应停灾难发生后，一些学者进行了动物实验研究，结果表明反应停有明显的致畸作用而且有明显的种属特异性。最初一些学者应用大鼠做试验，未发现致畸作用，但在某些小鼠品系，于妊娠 8～16 天期间给药能导致典型肢体畸形。Bignami G 报道大鼠在怀孕第 12 天时对反应停是敏感的，Leck I 报道用猴子做试验，能诱发猴子发生与人类的相似的畸形综合征。之后的动物毒理学研究显示，反应停主要对早期妇女有强烈的致畸作用，对灵长类动物如猴子也有很强的致畸性，对大鼠、小鼠和荷兰猪则无致畸作用。但是，对兔子又有明显的致畸作用。因此，应慎重推演动物实验的结果到人类。

目前，反应停的致畸机制仍是一个科学之谜。一些研究显示直接导致胎儿发育异常的并非反应停分子本身，而是 S 构型异构体经过体内酶催化代谢产生的毒性产物，在啮齿类动物体内没有相应的酶存在，因此在以大鼠为实验对象的毒性试验中，反应停并没有致畸性。但是，人们还未在动物或人体内成功分离到这种所谓的关键毒性代谢产物。反应停体内代谢与水解产物有上百种，它们的毒理作用还不清楚。反应停也可能在体内形成对细胞有损害作用的自由基。也有研究显示反应停分子本身是罪魁祸首，它能抑制动物新血管的增生，影响器官形成。

思考题

1. 对于不明原因疾病的病因研究应首先开展哪些工作？资料一的内容给你什么启示？若希望进一步验证你的病因假设，你认为应进一步开展什么类型的研究？

2. 资料二属于何种类型的流行病学研究？这类研究有何缺点？可以根据资料二提供的证据是否能确证反应停是短肢畸形的病因？为什么？下一步应做哪些工作或补充哪些

研究证据？

3. 资料三、资料四各属于何种类型的流行病学研究？两种研究有何区别？说明它们在病因推断中的作用。

4. 资料五在病因推断中有何作用？

5. 根据疾病因果评判标准对本课题所提供资料进行综合评价。

（饶绍奇　林美华）

实习八 突发公共卫生事件

【实习目的】

1. 掌握突发公共卫生事件内涵、主要特征、突发公共卫生事件调查方法和应急反应机制。
2. 熟悉突发公共卫生事件流行病学研究的意义。

【实习要点】

1. 突发公共卫生事件的主要特征：突发性、时间分布各异、地点分布各异、群体性、社会危害严重、应急处理的综合性。
2. 突发公共卫生事件调查方法：①一般步骤；②暴发调查。

一、基 础 练 习

【练习一】

2009 年 8 月 11 日,某医科大学附属医院小儿外科收治一名 9 岁女童 A(左锁骨血管瘤术后复发),该患儿于 8 月 7 日起出现咳嗽、咳痰,体温不详。8 月 11 日,随其父亲 B 和祖父 C 从外地乘火车入住该医院,当晚由其祖父 C 陪护。8 月 12、13 日由 B 陪护,期间父女均有间歇性咳嗽,自觉有发热。陪护期间 B 有到病区灌肠室,冲调牛奶史。8 月 14 日,同病房 32 和 35 床 2 位陪护开始发热。因 A 发热不宜手术,于是出院。17 日 A、B 经检测确诊,C 也有流感样症状但未采样检测。病区护士 L,8 月 11~15 日值夜班。8 月 12 日出现咽喉发痒,咳嗽症状,8 月 16 日体温,其后数日内,连续出现相同症状病例,到 8 月 17 日共有病例 35 例。该病区患儿、陪护、医师及护士罹患率为 46.2%、19.6%、26.3%和 5.6%。8 月 16~17 日,共检测 25 份标本,12 例检出甲型 H1N1 流感病毒核酸阳性,甲型和乙型季节性流感阴性。

思考题

1. 试对本起疫情特点进行分析?
2. 如果你作为该医院一名医务工作人员,发现上述情况,应该如何处理? 需要做哪些工作?
3. 针对该疫情应采取哪些措施进行控制处理?

【练习二】

2001 年 11 月 1 日下午 2 时,洛阳市某公司的东风大货车从偃师市某化工厂往洛宁金矿送氰化钠,途径洛宁县兴华乡窑子屯村段时,发生交通事故,货车从路边翻入离涧河不远的沟壑中,车上装载的 11 吨氰化钠顺涧河径直流入洛河。受污染的水以每秒钟 3000m² 流量顺流而下,严重威胁着洛河沿岸数百万人民群众的生命财产安全!

思考题

1. 急性污染事件发生后的应急处理应做哪些准备？

2. 本次污染发生后当地各部门应做哪些工作？作为临床工作人员，你所在医院可能收治受影响群众，在接到该事件发生通知后，应如何准备？

【练习三】

2005年8月29日，气温高达34℃以上。某镇卫生院连续数天就诊病例迅速上升，就诊患者多为某镇居民，临床表现为：突然出现高热、严重腹泻、腹痛、呕吐及脱水症状。男女老少均有发生，在短短几天内医院共收治患者上千例，事态还在进一步发展，情况较为严重。

思考题

1. 如果你是该卫生院医务人员，面对这种情况，首先应该做哪些工作？

2. 根据上述情况，可以初步怀疑这是一起怎样的疫情或事件？其主要特点有哪些？

3. 作为该卫生院医务人员，如何配合上级卫生行政部门或疾病预防控制机构的现场调查控制？

【练习四】

2006年4月18日～7月5日期间入住某市医院ICU的患者有126例，其中部分患者出现以下临床表现：①咳嗽、痰黏稠，肺部出现湿啰音，并有发热或白细胞总数和（或）嗜中性粒细胞比例增高或X线片显示肺部有炎性浸润性病变。②慢性气道疾患患者稳定期（慢性支气管炎伴或不伴阻塞性肺气肿、哮喘、支气管扩张症）继发急性感染，并有病原学改变，或X线胸片显示与入院时比较有明显改变或新病变。结合病原学检验，确诊为鲍曼不动杆菌感染8例，其中男性7例，女性1例；年龄40～69岁，平均56岁；原发病为脑外伤5例，高血压病并发脑出血3例；使用呼吸机5例，气管切开1例；患者感染部位均为下呼吸道。患者的感染时间分布：4月18～21日4例，5月1例，6月2例，7月1例。首例患者为4月17日由其他科室转入该ICU，次日痰培养结果为鲍曼不动杆菌，第2例为与首例患者隔床的患者，于首例感染后次日痰培养结果也为鲍曼不动杆菌，第3、4例发生于首例感染后第3天，痰培养结果为鲍曼不动杆菌。

思考题

1. 试对该起疫情特点进行分析？还需要进一步做哪些调查，请列出简单的调查计划、步骤。

2. 如果你是该医院防保科或院感控制相关科室工作人员，针对本起疫情应采取哪些应对措施？

3. 为防止类似事件的发生，在医院日常管理中应加强哪些方面工作？

二、案例讨论

广东省非典型性肺炎的暴发调查

资料一：

2003年1月2日，GD省卫生厅领导接到HY市人民医院一份请求会诊的传真函：该医院内一科收治两例重症肺部感染病人(已转省会住院治疗)后,有 8 名医护人员感染发病。据说送省会城市救治的两位病人,诊断不明,一位已死亡,另一位病情危重,正在上呼吸机维持生命。8 名肺部感染的医护人员中有 3 人比较严重,采用抗菌、抗病毒治疗措施,效果不理想。目前,肺部感染病因不明,医院会诊初步考虑军团菌、病毒性或支原体感染的可能性大,但医院实验室没有条件检测,请求卫生厅派专家前来指导诊治。

思考题

1. 作为主管部门在接到这样的报告后,首先应采取什么措施?

2. 针对这种情况,需要派哪些专家到现场指导?

资料二:

2003 年 1 月 14 日晚,省疾病预防控制中心接到 ZS 市疾病预防控制中心的报告称:近期,该市 R 医院、ZH 医院、B 医院收治了一批以发热、肺部感染症状为主的病人。病例大部分为 ZH 医院同科室医务人员,病因不明。ZS 市基本情况:ZS 市位于广东省南部,属于珠江三角洲地区。为亚热带气候,全年平均气温为 23℃。经济发达,交通便利,与国际、国内交往频繁。全市有常住人口 136 万,流动人口 100 万。

考虑到近期本省 HY 市也发生类似病例,为了进一步查明病因,了解流行情况,以便采取更为有效的预防与控制措施,省疾病预防控制中心决定派人到现场进行调查处理。

思考题

3. 现在如果派你去参与调查,你要准备什么?

4. 到现场后,首先要开展什么工作? 你准备对哪些人进行调查? 主要收集哪些方面信息资料?

资料三:

初次调查结果表明,全部病人均发热,体温高达 40℃。部分病人有咳嗽、气促等症状。大部分病人表现为干咳、无痰。胸片显示:X 线有改变。血常规白细胞 13 例正常,3 例升高,9 例降低,1 例不详。

思考题

5. 如何确定病例定义? 确定病例定义的意义?

6. 如何收集信息,搜索病例?

资料四:

截至 1 月 18 日,ZH 市共发现此类病人 26 例,无死亡病例。其中指征病例 3 例,指征病例的家人(共同居住者)3 例,指征病例的同事 1 例;探视或陪伴指征病例的亲友 3 例,医务人员 13 例,病友的陪护 3 例。所以病例现分别住在 ZH 医院和 R 医院,其中除探视或陪伴过患者 A 的亲友 4 人住在 R 医院外,其余患者 A 家人 3 人,给患者 A 诊治过的医务人员 13 人,同病区病友的陪患 3 人均住在 ZH 医院。描述病例分布如下:

时间分布:首例病人发病时间为 2002 年 12 月 26 日。2003 年 1 月 7 日发病人数最多,共 6 例,具体时间分布见图 8-1。

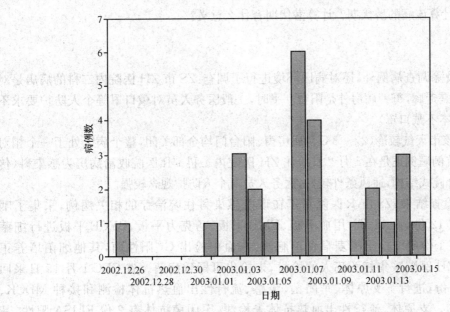

图 8-1　ZS 市不明原因疾病暴发的病例发病时间分布图

职业分布:医护人员 13 例,干部 4 例,厨工 4 例,退休 2 例,个体、散居儿童、职员各 1 例。其中,医护人员病例全部为 ZS 市 ZH 医院职工。

地区分布:病例分布在 SQ 区(18 例)、D 区(5 例)、GK(3 例)。

病例 1:A××,男,30 岁,2002 年 11 月 17 日到 ZS 市某酒店工作(该酒店专营蛇、果子狸等野生动物),蒸锅厨师(ZS 疾控中心调查,患者当时否认直接接触过野生动物)。他大部分时间住该酒店员工宿舍,每隔 2～3 天回 ZS 城区的家中居住一次,发病前住员工宿舍。

2002 年 12 月 26 日下午自觉不适,12 月 27～28 日及 29 日上午休息,29 日下午回酒店工作,向部长诉说剧烈头痛,30 日以后休息,2003 年 1 月 2 日入住市 ZH 医院。与其有接触史的医护人员或同一病区的其他病人的陪护人员等共有 17 人发病。后经多次调查,该酒店经营果子狸、蛇、山猪等野味,患者在厨房干活,曾直接接触过果子狸等野味。

病例 2:ZH××,男,39 岁,ZS 市人。在市区某酒店中餐点心部粗加工,专门加工猪肉排骨,有制作、接触野生动物可能。1 月 1 日开始发热、咳嗽等不适,曾到 RM 医院急诊室就诊。1 月 5 日入住 ZH 医院。其后 ZH×× 的 2 名家人和 1 名亲戚(曾探病)也先后发病。

病例 3:CH××,女,37 岁,干部。1 月 1 日开始发热,1 月 5 日入住中山 B 医院。其公公 L××,男,65 岁,1 月 3 日发病,1 月 11 日入 B 医院;其同事 C××,女,30 岁,1 月 4 日发病,1 月 11 日入 B 医院。另外,B 医院门诊护士 W××,女,27 岁,曾经与 CH×× 有过接触(注射),也于 1 月 12 日发病。

思考题

7. 时间分布能否提示些什么? 职业分布有无提示? 如何表述人传人现象?

8. 怎样计算该病的潜伏期？计算潜伏期有什么意义？

资料五：

专业人员除调查病例外,还对病区环境进行了调查:ZS 市 ZH 医院内二科的病房是对开两排,中间是走廊,每一病房外是阳台。平时,一般医务人员对戴口罩等个人防护要求不是很严格(基本不戴口罩)。

1 月初,该市天气较冷(2 ～ 3℃),病房窗、阳台门均全部关闭,整个病区处于一个相对密闭状态。首例病例正是在 1 月 2 日入住 ZH 医院内二科。R 医院收治病房为感染科(传染科),为四合院式结构,通风条件较好,医务人员对个人防护观念较强。

实验室检查结果:ZS 市 R 医院对正在该院感染科住院治疗的相关病例,采集了咽拭子 8 份,痰 12 份,血 11 份,用血平板、EMB 平板、巧克力平板、BYCE 平板进行细菌分离培养,在 1 份痰中检出嗜麦窄食单胞菌,在血中检出 G$^+$ 阳性菌,其他细菌培养正在进行中。ZH 医院采集相关病人的检材,未检出可疑致病菌。省 CDC 1 月 15 日采回病人血液 17 份,进行了支原体、军团菌、流感、流行性出血热抗体检测和接种 MDCK、HEPE-2 细胞。支原体、流行性出血热抗体未检测,军团菌抗体有 2 份 ELISA 阳性,其他实验正在进行中。1 月 19 日采回病人血液 8 份、咽拭子 10 份,正准备进行呼吸道、肠道、虫媒等相关疾病的项目检测。

思考题

9. 经过初步调查,可形成哪些假设？

10. 你认为针对上述情况,应采取什么措施？

资料六：

已采取的措施:省 CDC 与 ZS 市 CDC 开展调查。

市卫生局成立了 ZS 市防治急性呼吸道感染协调领导组和抢救协调小组,市成立专家小组(包括流行病、临床专家)每天巡视、会诊病人,医防结合。根据 1 月 15 日省疾控中心、广州市呼研所等有关专家的建议,ZS 市已制定了病例的临床诊断标准;1 月 17 日,还制定了治疗抢救方案。病人集中收治隔离,B 医院就地隔离治疗,所有新发病人及 ZH 医院社区病人转移到 R 医院传染科隔离治疗。要求市属各医院每天下午 4 点前向市疾病预防控制中心报告当天诊治的类似病人数,然后汇总报市卫生局,由市卫生局报市政府。加强了空气消毒(包括市属各医院、病人家庭、病人所在的酒楼),严格控制院内感染。加强健康教育,与电视台联合制作宣传专辑,正确引导市民。

建议采取措施:省卫生厅尽快报请卫生部组织临床、流行病学、实验室等有关专家协助查找病因。ZS 市密切监视所有相类似病人情况,及时掌握疫情发展的最新动态,每天将疫情报告省疾病预防控制中心。尽可能说服病人就地治疗,若确有病人要求转院的请及时通知省疾病预防控制中心及收治病人的医院所在地基本控制中心。省卫生厅发文要求各地市密切留意类似情况,一旦发现疫情,即刻报告。临近春节,人口流动增大,因个别病人转院治疗等,从而可能会导致该类疾病的传播进一步蔓延,应密切注意防范。对新闻媒体的报道应严格审查,以免误导群众,造成不必要的恐慌。

思考题

11. 你认为本次事件初步的调查结论是什么？
12. 当时措施尚有何不足之处？
13. 下一步该怎么办？

（倪进东）

实习九 职业中毒案例讨论

【实习目的】

1. 掌握职业病的诊断及处理原则。
2. 掌握职业性中毒案例的分析方法。
3. 熟悉现场劳动卫生学调查的方法与要求。

案 例 讨 论

【案例一】 氰化物中毒案例讨论

某天平厂女保管员王某于 2008 年 4 月 16 日上午 8 时半进入地下仓库取物,10 多分钟后有人发现她昏倒在地,不省人事。被救出仓库后,立即送医院抢救。入院时为 9 时半左右,病人当时呼吸浅表、频数、脉微弱、口唇鲜红。随从人员介绍库内存有机油、煤油、稀料和氢氧化钠等。医院按急诊苯中毒抢救,见效不大,1 小时后医院打电话报告所在区的疾病预防控制中心。

思考题

1. 根据病人入院的临床表现及工厂所介绍的生产环境情况,你首先想到的疾病原因是什么?
2. 仓库内储存物种类很多,现场环境不了解,不能肯定为哪种疾病时,应采取什么措施?
3. 如是急性职业中毒,报告的要求是什么? 不重视职业中毒报告的后果如何?

疾病预防控制中心接到电话报告后立即有两位大夫带着测苯的快速检气管去该厂进行调查。该地下仓库在一间办公室下面,室内地板有一个盖有木板的 1.5 m^2 左右的入口,直立一木梯供人上下之用,地下库的面积约为 8 m^2、高 2m,地面为泥土地,比较潮湿,无任何通风措施。地下库内除有煤油、稀料味外,有明显苦杏仁味。库内有成桶的机油、煤油和稀料,及两箱白色结晶物,木箱未加盖,箱内结晶物已潮解。经测定苯浓度仅为痕迹量。因库内苦杏仁味重,考虑该白色结晶物是氰化物,经与工厂管理生产的人员核对,证实该白色结晶物是热处理用的氰化物,而不是氢氧化钠。根据调查结果,基本肯定该病人为氰化物中毒。通知工厂封锁现场,该办公室不能进入,防止继续发生中毒。进入地下库救出病人的两位同事虽然当时尚无明显症状,但也进行医学观察。疾病预防控制中心医师立即通知医院按氰化物中毒抢救,并同时电话报告市疾病预防控制中心和市、区劳动局。

思考题

4. 为什么必须进行中毒现场调查？工厂反映的情况为什么必须经过核实？

5. 现场调查后判断为氰化物中毒，根据是否充分？应怎样办？

6. 根据现场调查结果，你认为该厂在此次事件中存在哪些问题？应建立哪些制度？

医院得知是氰化物中毒后，因无解毒药品，速派人去职业病防治院要求支援解毒药。中午 12 时，才开始用解毒药。下午 1 时许患者出现强直性痉挛，每 3～5 分钟 1 次，肺部有少数湿啰音，2 时半血压、呼吸较平稳，4 时输血 400ml，晚 10 时半肺水肿明显，经各种抢救措施无效，于 4 月 17 日清晨 5 时死亡。

思考题

7. 请查阅有关氰化物中毒机制，急性重症氰化物中毒临床表现及抢救工作的关键？

发生事故当天下午疾病预防控制中心医师佩戴防毒口罩进入地下库采集空气，用氰化物检气管进行鉴定，确定库内空气中氰化物浓度已超过 100mg/m^3（检气管最高刻度为 100mg/m^3），超过国家标准（0.3mg/m^3）330 倍以上，发生事故前地下库很少有人入库工作。此次事故后关闭五天，市劳动局请矿山救护队人员来协助现场测定和处理。救护队人员面戴氧气呼吸器进入地下库协助安放采样吸收管和小白鼠，小白鼠入库后立即死亡，地下库空气内氰化物浓度为 6577mg/m^3，超过国家标准 19930 倍。采样后将木箱内的氰化钠和氰化钾分别装入磨口大玻璃瓶内，在库内喷洒了漂白粉和过锰酸钾进行处理。由于仓库无法通风，进入仓库又不便，不能保证工作人员的安全，因此要求工厂停用该仓库。此后召开了全区工厂医务室和安全技术干部会议，宣传了预防氰化物中毒的知识，并提出了仓库安全要求。

思考题

8. 请指出造成此次中毒死亡事故的主要原因及经验教训。

9. 随着工业的发展，目前我国是否已杜绝了这类事故？

【案例二】　高温中暑案例讨论

一天，小刘随检查团进行露天安全检查，当天烈日炎炎，小刘由于走得急，忘了带遮阳用具，刚开始小刘还感觉良好，但过一段时间后就感到头痛、头晕、眼花、恶心、呕吐，最后晕倒在地。请分析原因。

（唐焕文　邵君丽　高羽亭）

实习十 饮用水污染案例讨论

【实习目的】

1. 了解饮用水污染的类型,污染源调查方法。
2. 了解集中式供水水源的选择原则及防护措施。

案 例 讨 论

2008 年上半年,对辽宁省某市的陈先生来说真是好事成双,不仅住进了新居,妻子还怀孕了。可几个月后,医生却告诉一个让他们难以接受的消息,孩子已经死在了妈妈的腹中。胎儿怎么会不明不白地死了呢? 陈先生陷入了思考之中。

思考题

1. 导致胎死腹中的原因可能有哪些? 陈先生应该考虑哪些因素?

他首先想到是不是喝的水出了问题,转念一想,水是自来水公司提供的,如果有问题全市的居民都会有反应的,这个疑问排除了。难道是新家装修后残留什么有毒物质吗? 可是想到他们的房子装修好后空了半年多才住进去,应该没什么问题了。这个猜测又被否定了。那是不是妻子吃了什么药物导致的呢? 也不是,妻子在怀孕期间连感冒药都不敢吃。

种种猜测都排除了,陈先生和妻子怎么也想不明白。就在此时,他们听说小区里又有一个孕妇出事了,她怀孕两个月的时候孩子也死了。又一个胎儿胎死腹中,这个消息让陈先生更奇怪了,自己居住的小区这段时间怀孕的年轻夫妇只有他们两家,两家都出现了这样的事,这难道只是巧合吗?

正在怀疑时,陈先生和妻子的身上又出了怪事,他们的背上全都起了成片的疙瘩。很快,陈先生听说住在旁边楼的赵先生家也开始有这种皮肤病了,去医院检查时医生也不能确定出了什么问题。而之后不久,几乎所有的小区居民都出现了不同程度的怪病,脑袋迷糊,头上起疙瘩,身体都长疙瘩。居民们中此时出现了恐慌,这到底是怎么回事呢?

思考题

2. 仅有的两位孕妇都胎死腹中,多人先后出现相似的怪病,这是巧合吗? 这种情况下应该考虑哪些原因?

该小区是 2003 年开始兴建的,共 10 栋楼 360 多户,2005 年初居民们才陆续入住。大家奇怪刚建成的小区究竟是什么原因引起了这些病呢? 甚至有人怀疑是小区的风水不好,但这显然不能让人相信。最后,居民们推断既然所有人都出现了这样的症状,那肯定是大家都能接触到的同一样东西出了问题,那么这种东西是什么呢? 大家再次把目光落在了自来水上。

带着怀疑的心态,大家特别留意了水的味道,结果发现自来水有很大的汽油味。居民们马上把这件事反映到了市卫生监督所,卫生监督所立即派人到小区进行调查,初步认为该处水质可能存在着污染,不适合居民饮用并立即启动了应急程序。那么到底是什么污染了水呢? 市疾病预防控制中心迅速将水样送到省疾病预防控制中心进行详细检验,虽然还没有最后的定论,但自来水受到污染的这个消息已经让卫生监督所的检查人员震惊了,因为如果真的是自来水出了问题,后果可能会非常严重。

思考题

3. 饮用水污染的类型有哪些? 其来源是什么?

4. 我国生活饮用水水质监测包括哪些指标?

如果饮用的是市政自来水,一旦出现问题那就不是一个小区的问题,有可能是全市的问题。然而,相关部门在经过调查后发现了一个更让他们震惊的情况。这个小区竣工之后没有办理任何并入城市供水管网的手续,也没有提出任何申请。同时还发现该处小区居民饮用的水不是市政自来水,是由小区的物业自备井供水,这按照相关的法律要求是不合法的。

按照该市的有关规定,市内的所有新建小区都应该使用城市自来水公司的统一水网进行供水,可该小区的物业公司也就是开发商却在小区里直接打井开采地下水提供给居民。按规定,要想开采地下水必须向当地水利部门申请办理取水许可证。通过水利部门得到证实,该小区开发商是在没有拿到取水许可证的情况下私自打井开采地下水的。这样就免除了使用市政水网的入网费、自来水费和施工费用将近一百万元。

思考题

5. 集中式供水水源选择原则及防护措施是什么? 该小区开发商做到了吗?

6. 饮用水的净化消毒措施有哪些? 该小区的饮用水有没有采取净化消毒措施?

7. 该小区所属的市政府此时应该采取什么措施?

省疾病预防控制中心的结论显示,被污染的水中含有苯、甲苯等四种对人体有毒的物质,而这些有毒物质不仅会引起人的皮肤出血,出现疱疹等疾病,还会引起神经系统、造血系统出现问题,严重的甚至可以引起白血病。得知了水样检测结果,小区的居民们都非常震惊,居民们都在担心着自己和家人的身体,而在担心的同时又有了新的疑惑,那就是地下水是怎么被苯等物质污染的呢?

思考题

8. 苯、甲苯等中毒后的主要症状有哪些?

9. 饮用水污染源应该如何调查?

调查组了解到,该小区所在的地方在 20 多年前曾经是当地一家造纸厂的所在地,当年工厂关闭时将一些废料装进了一个封闭的储罐埋在了地下,后来由于储罐泄漏,量虽然不大,但是对于地下水也造成了影响。调查结果,显示正是储罐破损后造成了废料的泄漏污染了地下水,而这个地下储罐的位置正好就在小区地下。

思考题

10. 根据案例提供线索推断此次水污染事件的原因是什么? 问题关键在哪里?

11. 该造纸厂处理有害废料的做法正确吗？应该怎么做？

一位在附近居住多年的居民带记者来到了当年造纸厂埋废料的地方,现在已经建起了楼房。原因查明了,小区里也喝上了干净的自来水,但小区的居民们对喝了那些有毒水的后果还是很担心,害怕会有什么后遗症。

思考题

12. 请查阅苯、甲苯类物质在体内的代谢途径,据此说明是否会有后遗症。

如果没有后遗症那自然是好,但是对已经造成的伤害谁又该对居民们负责呢？该小区的市政府表示他们会给予一定的补偿,但是主要还是开发商来补偿。市政府说他们将继续追究开发商的法律责任。另外,市政府成立了综合执法局专门负责监督管理城市建设方面的事。现在小区居民的生活正在逐渐恢复正常,他们也在等待着这件事的最终处理结果。

思考题

13. 政府部门应该从本案例中吸取什么教训来预防此类事故的再次发生？

（唐焕文　邵君丽　高羽亭）

实习十一 室内空气装修甲醛污染案例

【实习目的】

1. 了解室内空气污染的主要来源、种类及危害。
2. 了解室内空气污染物常用检测方法及结果评价。

案 例 讨 论

2006 年王先生购买了某别墅小区的一套住宅,随后以 100000 元的总价请某装饰公司进行装修。工程竣工入住后,王先生感觉室内气味刺鼻,致人咽痛咳嗽、辣眼流泪。王先生由于喉头不适,去医院检查,结果查出是"喉乳头状瘤",并进行了手术。

思考题

1. 王先生出现的症状和他家的装修有关吗?
2. 室内空气污染的主要来源、种类有哪些?
3. 室内空气污染对人体健康有哪些影响?

由于王先生怀疑是不久前的室内装修造成的,所以委托室内环境检测部门进行了实地检测,发现居室内的刺鼻气味乃装修材料所挥发出的游离甲醛所致,室内空气中甲醛浓度平均超过当时的国家卫生标准 25 倍。王先生在多次请求装饰公司"停止侵害、恢复原状、赔偿损失"始终未得到答复的情况下,将装饰公司告上了法庭。

思考题

4. 室内甲醛污染的来源和危害有哪些?
5. 如何检测室内甲醛浓度?结果如何评价?
6. 王先生家室内空气甲醛污染的责任应该由谁承担?

2007 年 12 月,该市第一中级人民法院对王先生室内环境甲醛污染案做出终审判决,判被告某装饰公司赔偿原告拆除损失费、检测费、医疗补偿费、房租费共计 90000 元,并在 10日内清除污染的装饰材料。

思考题

7. 王先生虽然得到了赔偿,但身体和精神上受到的损害却是无法抹去的。为了减少或避免类似情况的发生,我们应该怎么做?政府相关部门应该怎么做?

(唐焕文 邵君丽 高羽亭)

实习十二 食物中毒案例讨论

常言道"病从口入",此言不虚。食源性疾病(foodborne diseases)是指通过摄食进入体内的各种致病因子引起的、通常具有感染性质或中毒性质的一类疾病。它是世界上分布最广、最为常见的疾病,也是对人类健康危害最大的疾病,例如比利时的"二噁英"、英国的"疯牛病"、日本的"$O_{157}:H_7$"食物中毒事件以及危害全球的禽流感等。根据食源性疾病之定义,它包括食物中毒、食源性肠道传染病、食源性寄生虫病以及食源性变态反应性疾病等种类,其中食物中毒是最为常见的食源性疾病。

所谓食物中毒(food poisoning)系指摄入含有生物性、化学性有毒有害物质的食品或者把有毒有害物质当成食品摄入后所出现的非传染性的急性、亚急性疾病。食物中毒按病原物可分为细菌性食物中毒、真菌性食物中毒、动物性食物中毒、有毒植物中毒以及化学性食物中毒。食物中毒往往具有与特定食物相关,潜伏期短、来势急剧、暴发性,患者临床表现相似,但不具备传染性特点。从流行病学角度而言,食物中毒的发生有季节性、地区性特点,动物性食物引起的中毒较多,引起食物中毒的病原物主要为微生物和化学性毒物。食物中毒的发病特点和流行病学特点,是进行食物中毒调查处理的重要依据。

【实习目的】

通过案例讨论分析,理解和掌握食物中毒的发病原因、分类、临床表现、防治原则以及食物中毒的调查与处理等相关知识。

一、基 础 练 习

【练习一】

2008 年 6 月 13 日,某小学约 400 名学生在课间餐饮用瓶装消毒甜牛奶,饮用后 1.5～4 小时内有 207 人发病。发病的学生主要症状为剧烈呕吐,有的多达 20 余次;其次为腹痛、恶心。经治疗,病人全部康复。根据上述情况,请简要回答以下问题。

思考题

1. 你对本次疫情的初步诊断及诊断依据。
2. 食物中毒应采集哪些样品?
3. 可疑食品的操作过程、贮藏和运输过程中的注意要点。
4. 当你接到这起报告时,应采取哪些措施?
5. 到达现场后,应进行的现场调查内容有哪些?
6. 请设计一份个案调查表(只需列出主要内容)。
7. 食物中毒调查报告的主要内容。

【练习二】

表 12-1～表 12-3 为《卫生部办公厅关于 2008 年上半年全国食物中毒报告情况的通报》部分数据，根据所提供的数据，回答有关问题。

表 12-1　食物中毒按月报告情况

时间	1月	2月	3月	4月	5月	6月	合计
报告起数	13	23	21	23	40	34	154
中毒人数	158	451	643	786	1554	1017	4609
死亡人数	8	13	5	7	9	13	55

表 12-2　食物中毒按中毒原因分类报告情况

中毒原因		微生物性	化学性	有毒动植物	不明原因	合计
一季度	报告起数	11	19	11	16	57
	中毒人数	487	213	189	363	1252
	死亡人数	0	14	4	8	26
二季度	报告起数	36	24	22	15	97
	中毒人数	2120	394	439	404	3357
	死亡人数	2	9	17	1	29

表 12-3　食物中毒按就餐场所分类报告情况

中毒原因		集体食堂	家庭	饮食服务单位	其他场所	合计
一季度	报告起数	14	30	4	8	57
	中毒人数	467	434	81	270	1252
	死亡人数	0	24	0	2	26
二季度	报告起数	36	33	13	15	97
	中毒人数	1251	1020	676	410	3357
	死亡人数	1	25	2	1	29

思考题

1. 上半年食物中毒报告情况按月呈现什么态势？推测原因是什么？

2. 按照中毒原因来划分，一季度和二季度报告人数、中毒人数和死亡人数各呈现什么态势？试分析原因。

3. 比较微生物性食物中毒和化学性食物中毒的情况，说明两者引起的食物中毒有何区别。

4. 从通报情况来看，分析为什么家庭发生食物中毒的致死人数要远远高于其他场所？

二、案例讨论

【案例一】

2009 年 10 月 15 日上午 11 时,家住某市郊区的王某出现发热、腹痛、腹泻、恶心、呕吐等症状而入院急诊。体检发现:体温 39.6℃,腹部有压痛感,大便为水样便,带有黏液。随后,居住其周围的一些居民因相同症状体征入院就诊。到 18 日夜间 12 时,该辖区内共有 49 户,92 人因相似的症状、体征到医院住院或门诊观察治疗。

思考题

1. 医院门诊医生接到第一例病人时,首先可能会作何诊断? 当同天接到数例相同症状体征的病人时,应如何考虑? 如何处理?

2. 如果怀疑是食物中毒,应如何处理?

据医师对每位病人的询问,发现所有病人在 10 月 15 日都食过居住在该区附近城中村的小贩李某出售的自制卤猪肉,故医师立即向区卫生防疫站报告,怀疑为食物中毒,要求防疫站派人深入调查。

区卫生防疫站医师从 10 月 15 日到 18 日分别深入医院和病人家庭,了解发病情况,并采集了大量的相关食物、餐具、加工器具、厨师及病人分泌物样品,进行相关项目的分析。

思考题

3. 按食物中毒的调查处理原则,你认为食物中毒的调查必须包括哪些工作?

4. 要确诊为何种类型的食物中毒,最关键的工作是什么?

据卫生防疫站的调查报告,此次食物中毒与发病人员食用李某自制的卤猪肉密切有关。

10 月 13 日晚,李某买回一头生病的生猪,在自家后院内自行宰杀,然后在一院子里加工制作卤猪肉,院内卫生条件很差,生熟猪肉均使用同一工具和容器。从 10 月 14 日下午到 15 日凌晨共加工 2 锅 60 多斤卤猪肉,并置于盛过生肉的菜筐内,放在气温 28℃左右的院子内,15 日早晨在王某所在小区内出售。

此次食物中毒调查报告中还有下述一些资料:

发病率:进食卤猪肉者 162 人,发病 153 人,发病率 94.4%,住院及门诊观察病人 92人,占发病人数的 60.1%。

潜伏期:153 例发病的患者中,潜伏期最短的为 3 小时,最长的为 84 小时,70% 的患者在 12～30 小时内发病。

临床症状:病人主要症状为发热、腹泻、头疼、头晕、腹痛、恶心、呕吐;个别患者休克昏迷。患者发热最低 37.5℃,最高 42℃;75% 的患者体温为 38～39.5℃;大便多为水样便,带有黏液,腹部有压痛。

治疗与病程:发病较重者静脉点滴或肌内注射庆大霉素、维生素 C、氢化可的松;症状较轻的患者口服小檗碱(黄连素)。大部分患者 2～5 天痊愈,个别患者病程达 2 周。预后良好,无后遗症。

思考题

5. 此事件是何种性质的食物中毒？据上述资料，能否确定是何种化学物或细菌引起的食物中毒？

6. 造成此食物中毒的原因是什么？

7. 对此类食物中毒的病人处理，关键应注意哪些方面？

8. 如何防止类似中毒事件的发生？

【案例二】

2009 年 7 月 18 日下午 4 时左右，东南沿海某市一纺织厂内陆续发生以腹痛、呕吐、腹泻及发热为主要症状的患者，至夜间 12 时左右达到高峰，直至次日清晨 8 时才没有新的病例出现，发病人数共达 110 人。

患者大部分先出现腹部绞痛，随后发生恶心、呕吐，呕吐次数多为 1～3 次，个别患者呕吐 5 次以上，继之发生频繁腹泻，腹泻多为 1～8 次，个别患者甚至一昼夜腹泻 32 次。大便为水样，伴有黏液和血液；半数病人发热，体温为 37～39℃。

思考题

1. 若你是一位厂医务室的医师，此时应做什么工作？

2. 此时你能判断是食物中毒还是职业性中毒吗？若要准确判断，还需要做哪些工作？

由于厂医务室的医师怀疑上述事件与食物中毒有关，故当时就把情况向辖区内的卫生防疫站报告，并请求防疫站医师到厂内协助处理病人和进行现场调查。初步调查结果如下：

全部患者发病当日早、中、晚三餐均在厂内用餐，但在厂内仅进中餐或晚餐的工人无一人发病，因此调查者对当日早餐食物与发病关系进一步予以详细了解。该厂当日早餐提供稀饭、馒头、腌黄瓜和杂鱼汤。所有患者当日早餐均吃了腌黄瓜和（或）杂鱼汤，吃其中之一者也发病，但仅吃稀饭与馒头者未发病。对烹饪过程进行调查发现：该食堂在一个月前购买鲜黄瓜 100 斤，自来水冲洗后用 10 斤盐于缸内腌制，工厂厨师于前发病前一天晚上取出黄瓜未经冲洗，就用当天处理过鱼的砧板，将黄瓜切成小块，放于盆内，盖上纱罩，置于室温 25～30℃的厨房内过夜，次日早餐出售。进一步追问厨师得知，当时买来的黄瓜是在装过海虾的筐内冲洗的。

杂鱼汤为前一天晚餐所剩，盛放杂鱼汤的盆曾盛过生虾，临用时曾用自来水简单冲洗。夜晚厨房温度较高，30℃左右。杂鱼汤被放在厨房内的冰柜内，但冰柜已使用多年，制冷效果很一般。次日早餐厨师将鱼汤放入锅内加热不足 10 分钟，即取出售卖。

思考题

3. 此事件是否为食物中毒，若是，其属何种性质的食物中毒？

4. 是哪一餐引起的中毒？导致中毒的食物可能是什么？

调查者对可疑食物、患者呕吐物、腹泻物及血液进行了取样化验，并将阳性细菌进行了血凝集试验和动物试验，其结果如下：

在可疑食物腌黄瓜、缸内剩余的腌黄瓜、杂鱼汤及在病人粪便中均未分离出沙门菌属、葡萄球菌及条件致病菌,但在含盐培养基中分离出大量副溶血性弧菌。

将分离的菌株与 6 名中毒病人病后第 2 日的血清做定量凝集反应,其滴定度最低为 40 倍,最高为 160 倍,而健康人血清滴定度仅为 10～20 倍,盐水对照完全不凝集。

将此培养菌株制成 1×10^8 个/ml 的生理盐水溶液,取 0.5ml 进行小白鼠腹腔内注射,24 小时内动物全部死亡。

思考题

5. 引起此次食物中毒的主要原因有哪些?

6. 对此类细菌性食物中毒病人,临床上应如何处理?

7. 对该厂食堂应采取哪些措施来预防食物中毒的再次发生?

(宋　刚　何太平)

实习十三　膳食计算与评价

【实习目的】

1. 掌握膳食调查的目的、内容和方法。
2. 熟悉膳食计算的主要步骤、评价的主要内容,并提出膳食改进意见。
3. 了解食谱计算的常用工具——食物成分表。

【实习方法】

1. 膳食计算　利用膳食调查重要计算工具——食物成分表来计算调查对象每天通过膳食实际获取的热能和营养素的数量和质量,并与中国营养学会制订的 DRIs 和膳食指南相比较。尽量查阅本地或相邻地区的《食物成分表》,一律按可食部分计算。

2. 膳食评价　根据膳食的优缺点,提出膳食改进意见等。但膳食调查结果应结合人体测量、生化检查及临床体征来综合判断,有时还要结合当地经济、习俗,不能孤立来下结论。进行膳食评价应包括以下几个方面内容:

(1) 热量和营养素摄入情况的评价:膳食热量和营养素的实际摄入量与 RNI 的比较并不是要求达到纯数学上的 100%。例如,热能与 RNI 比较时,>90% 即认为正常,<80% 才可认为不足;蛋白质则是 >80% 为正常,<70% 不足;其他营养素≥80% 是正常,<60% 才认为严重不足。

(2) 三餐热量分配,一日热量来源分配情况评价:三餐热量分配最常见的比例是 30%、40%、30%;蛋白质、脂肪、碳水化合物的热能来源分配分别是 10%~15%、20%~30%、55%~65%;

(3) 蛋白质、脂肪来源情况:一般要求动物性和大豆类蛋白质至少占蛋白质摄入总量的 1/3,最好达到 1/2;脂肪来源于动物性食物的比例不能太高;

(4) 铁的食物来源、钙磷比例进行分析:铁的来源如果是植物性食物为主、钙磷比例如果不合适,铁和钙的摄入量即使足够,其吸收利用均不会太理想。

(5) 最好结合烹调、饮食习惯等来评价该膳食并提出改进建议。

3. 一日食谱计算与评价举例　某大学生,男,20 岁,体重 70kg,身高 172cm,中等体力活动,其一日三餐主副食分配如下(食物量均为可食部分):

早餐:

大米粥:粳米 200g。

馒头:100g。

炒千张:千张 50g;盐 2g;小葱 2g;植物油 20g。

午餐:

大米饭:粳米 200g。

猪肉炒芹菜:猪肉 50g;芹菜 250g;酱油 10g;植物油 18g;盐 2g。

晚餐:

大米饭:粳米 150g。

菠菜豆腐汤:菠菜 250g;豆腐 100g;虾米皮 10g;酱油 5g;盐 3g。

现将该一日食谱中营养素供给量计算如下:

(1) 食谱评价

1) 热能摄入量:全日膳食摄入的总热量(2436kcal)低于 RNI(2700 kcal),但达到 90%以上,故认为能量摄入充足(表 13-1)。

表 13-1　某男大学生一日食谱中热能和各类营养摄入量情况

食物名称	摄入量(g)	蛋白质(g)	脂肪(g)	碳水化合物(g)	热量(kcal)	VA(μgRE)	VB₂(mg)	Ca(mg)	Fe(mg)
大米	50	3.85	0.30	38.40		—	0.04	5.5	0.55
馒头	100	7.8	1.10	48.30		—	0.07	18.0	1.90
千张	50	12.70	8.00	3.25		0.34	0.02	31.0	2.40
盐	2	—	—	—		—		—	—
小葱	2	0.02		0.18		14.00		0.5	0.01
植物油	20	—	19.90	—		0.8		—	—
早餐小计	206	24.37	29.30	90.13		14.42	0.13	55.0	4.86
大米	200	15.4	1.2	153.6		—	0.16	22.0	2.20
猪肉	50	10.15	3.10	0.75		22.00	0.05	1.50	1.50
芹菜	250	5.50	0.75	12.50		275.00	0.10	400	3.00
酱油	10	0.78	—	1.49		0.00		0.3	
植物油	18	—	16.05	—		0.72		—	—
盐	2	—	—	—		—		—	—
午餐小计	568	35.62	21.72	168.34		297.72	0.31	423.8	6.70
大米	150	11.55	0.90	115.2		—	0.12	16.5	1.65
菠菜	250	5.30	1.75	6.50		1217	0.24	192.5	5.30
豆腐	100	8.50	4.80	6.5		0	0.05	140.0	2.00
虾米皮	10	3.40	0.23	0.27		0.14	—	138.0	0.60
酱油	5	0.39	—	0.75		0		0.15	0.10
盐	3	—	—	—		—		—	—
晚餐小计	618	29.14	7.68	129.22		1217.14	0.41	486.65	9.65
总计	1392	89.13	58.70	387.69	2436	1529.14	0.85	965.45	21.21
占 RNI(%)	—				90.2	191.1	61	121	141

注:由于篇幅限制,未列出所有营养素

2) 热量来源(表 13-2):三大产能营养素的供能比均在推荐范围内。故认为合理。

3) 一日三餐热量分配(表 13-3):从三餐热量分配表可以看出,早餐、中餐、晚餐的能量分配接近 3∶4∶3,故认为合理。

表 13-2　某大学生一日膳食热量三大营养素来源分配情况

营养素	摄入量(g)	产热量(kcal)	占总热量(%)
蛋白质	89.13	356.52	14.6
脂肪	58.70	528.30	21.7
碳水化合物	387.69	1550.76	63.7
总计	—	2435.58	100

表 13-3　一日三餐热量分配情况

餐别	热量(kcal)	占总热量(%)
早餐	721.7	29.6
中餐	1011.3	41.5
晚餐	702.6	28.9
总计	2435.6	100

4)一日膳食蛋白质来源情况(表13-4):优质蛋白质是营养价值较高的蛋白质,主要是指动物性蛋白质和大豆蛋白质;植物蛋白质是营养价值较低的蛋白质(除大豆蛋白质外)。一般,优质蛋白质应占总蛋白质摄入量的 1/3 以上,表 13-4 表明,动物蛋白加大豆蛋白占总蛋白摄入量的 39%,故基本符合要求。

表 13-4　一日膳食蛋白质的食物来源情况

食物种类	摄入量(g)	占总摄入量(%)
动物性食物	13.55	15.2
大豆及其制品	21.20	23.8
其他植物性食物	54.38	61.0
总计	89.13	100

表 13-5　一日膳食铁的食物来源情况

	摄入量(g)	占总摄入量(%)
动物性食物	2.1	5.5
植物性食物	36.31	94.5
总计	38.41	100

以上讨论热量来源分配、一日三餐热量分配和蛋白质来源分配,仅是就介绍食谱评价的方法而言。实际上,如果总热量摄入、蛋白质的量均未达到要求,而仅仅讨论其来源分配是没有意义的。

5)无机盐和维生素的摄入与需要量的比较:仅从数据看,除了核黄素外,均能满足需要(表 13-1)。但 Ca、Fe 也要考虑食物来源。由表 13-5 可看出,动物性来源的铁只占 5.5%,明显偏低。

(2)食谱改进建议:因为总热量摄入充足,蛋白质、脂肪、碳水化合物摄入充足,热量来源分配和三餐热量分配合理,核黄素摄入量低于要求,动物性来源的铁所占的比例比偏低,故提出以下建议:在午餐加一份炒猪肝(表 13-6)。

表 13-6　食谱改进情况

餐次	食品	重量(g)	蛋白质(g)	脂肪(g)	碳水化合物(g)	热量(kcal)	Fe(mg)	VitB$_2$(mg)
午餐	猪肝	50	9.65	1.75	2.5	64.5	11.3	1.04
	调整后总计	1442	98.78	60.45	390.19	2500	32.51	1.89
	占 RNI%	—	—	—	—	93%	217%	126%

食谱做了改进后,热能和营养摄入情况如下:总热量为 2500kcal;蛋白质、脂肪和碳水化合物摄入量分别是 99g、60g、390g;核黄素摄入量为 1.89mg,动物性来源的铁所占比例为 41%,经过食谱改进,其各营养摄入就能够满足需要了。

再看热量来源分配、三餐热量分配、蛋白质来源分配,同学们可以自己计算一下,经过改进后就基本合理了,这里不再详细论述了。

【实验内容】

某女大学生,20 岁,身高 165cm,体重 50kg,轻体力劳动,身体健康。一日膳食调查的食物品种和数量如下:

早餐:馒头 1 个,酸奶一杯:富强粉 100g,酸奶 220ml。

午餐:米饭、芹菜炒肉丝:粳米 150g,猪(瘦)肉 50g,芹菜 200g,豆油 10g,食盐 2g。

晚餐:二米粥、馒头、肉末白菜炖豆腐:粳米 25g,小米 25g,富强粉 100g,猪(瘦)肉 25g,豆腐 100g,白菜 200g,豆油 5g,酱油 4g,食盐 4g。

根据该膳食各食物品种的数量,结合《食物成分表》,计算该患者一日膳食中的热能和各种营养素的摄入量水平,完成表 13-7 至表 13-12 的内容,并对该食谱进行科学的评价,并给出相应食谱改进建议。

表 13-7 某女大学生一日膳食热能和营养素摄取量及其与 RNI/AI 的比较

食物名称	重量(g)	蛋白质(g)	脂肪(g)	碳水化合物(g)	热量(kcal)	粗纤维(g)	钙(mg)	磷(mg)	铁(mg)	VA(μgRE)	VB$_1$(mg)	VB$_2$(mg)	VC(mg)
早餐 1					—								
2					—								
—													
小计													
午餐 1					—								
2					—								
…													
小计													
晚餐 1					—								
2					—								
…													
小计													
总计													
RNI%		—	—										

表 13-8 某大学生一日三餐热量分配情况

餐别	热量(kcal)	占总热量(%)
早餐		
中餐		
晚餐		
总计		

表 13-9 某大学生一日膳食热量三大营养素来源分配情况

营养素	摄入量(g)	产热量(kcal)	占总热量(%)
蛋白质			
脂肪			
碳水化合物			
总计		—	

表 13-10　某大学生一日膳食蛋白质的食物来源

食物种类	摄入量(g)	占总摄入量(%)
动物性食物		
大豆及其制品		
其他植物性食物		
总计		

表 13-11　某大学生一日膳食铁的食物来源情况

	摄入量(g)	占总摄入量(%)
动物性食物		
植物性食物		
总计		

表 13-12　某大学生一日膳食钙、磷摄入分析

	摄入量(g)	Ca/P
钙		
磷		

附表 1　食物成分表(每 100g 食部含量)

食物名称	食部(%)	蛋白质(g)	脂肪(g)	碳水化合物(g)	热量(kcal)	粗纤维(g)	钙(mg)	磷(mg)	铁(mg)	VA(μgRE)	VB₁(mg)	VB₂(mg)	VC(mg)
富强粉(特一)	100	10.3	1.1	75.2	350	0.6	25	162	2.6	0	0.17	0.06	0
酸奶	100	2.5	2.7	9.3	72	—	118	85	0.4	26	0.03	0.15	1
粳米	100	7.7	0.6	77.4	343	0.6	11	121	1.1	—	0.16	0.08	—
猪肉(瘦)	100	20.3	6.2	1.2	142		6	101	3.0	44	0.88	0.42	
芹菜	74	2.2	0.3	5.0	29	0.6	160	61	8.5	110	0.03	0.04	6
豆油	100	—	99.8		899		—	—	—	30		0.04	
食盐	100	—	—				62	0	1.6				
小米	100	9.7	3.5	72.8	362	1.6	29	240	4.7	190	0.59	0.12	0
豆腐	100	7.4	3.5	2.7	72	0.1	277	87	2.1		0.03	0.03	0
白菜	68	1.1	0.2	2.1	15	0.4	61	37	0.5		0.03	0.04	20
酱油	100	5.6	0.1	10.1	63	0.2	23	34			0.05	0.13	

注:1. "食部%"该数据表示,从市场购买的食物原材料中实际上可以食用的比例

2. 本表中数据,均为 100g 可食部分的营养成分含量。同时,本案例,患者食谱配方中的食物重量全部指可食部分的量

附表 2　女,20 岁,健康,轻体力活动,RNI/AI(中国 DRIs,2000)

热量(kcal)	蛋白质(g)	脂肪(%)	碳水化合物(%)	粗纤维(g)	钙(mg)	铁(mg)	VA(μgRE)	VB₁(mg)	VB₂(mg)	VC(mg)
2100	65	20~30	60~70	30	800	20	700	1.3	1.2	100

(王长秀　李华文)

实习十四　糖尿病患者食谱的编制

糖尿病(diabetes mellitus，DM)是一种由遗传因素、免疫功能紊乱、微生物感染及其毒素、自由基毒素、精神因素等致病因子作用于机体,导致胰岛功能减退、胰岛素抵抗,从而引发糖、蛋白质、脂肪、水和电解质等一系列代谢紊乱综合征。临床上糖尿病以高血糖为主要特点,典型病例出现所谓"三多一少"症状,即多尿、多饮、多食、消瘦。

世界卫生组织将糖尿病分为四类,即:1型糖尿病(胰岛素依赖性)、2型糖尿病(非胰岛素依赖型)、妊娠糖尿病和其他类型糖尿病。目前,对于上述各型糖尿病的治疗,尽管其发病原因各异,但均提倡饮食、药物、运动,并结合病情自我监测与糖尿病健康教育和心理疏导的综合治疗方案,而其中饮食治疗又是最基本的治疗方法。

【实习目的】

1. 掌握糖尿病患者的营养治疗原则。
2. 掌握营养食谱的编制原则,学习使用食物交换份法编制糖尿病患者的营养食谱。

【实习原理】

糖尿病患者的营养食谱编制必须符合其营养治疗原则。糖尿病患者的营养治疗原则为:合理控制患者总能量的摄入,确保患者维持或者接近标准体重为宜;膳食中选用血糖指数(glycemic index，GI)比较低的糖类,避免过量摄入血糖指数较高的精制糖类;适当控制脂肪和胆固醇的摄入;确保充足的蛋白质摄入,优质蛋白质适量;提供丰富的维生素和矿物质;适当增加膳食纤维的摄入;科学合理地安排患者饮食。

糖尿病患者的营养食谱编制方法可以分为计算法、主食固定法以及食物交换份法。

1. 计算法是根据患者病情,首先确定全日能量供给量;按照糖尿病患者营养治疗原则,分配三大产能营养素每日应提供的能量,计算三者每日需要量;按照合理的饮食习惯,分配三大营养素每餐需要量;根据食物成分表,结合患者饮食习惯,确定主食和副食的品种、数量;确定纯能量食物的用量;最后对食谱予以评价和微调。计算法比较准确,但非常繁琐,不适合病人亲自操作。

2. 主食固定法适用于门诊病人并于家庭进餐者。该方法根据患者病情固定主食用量,副食仅限制含糖较高的食品,其他一般不限制,同时必须保证总能量的摄入恒定。此方法简单易操作。

3. 食物交换份法将常用食物按照营养成分的特点予以归类,以每份食物提供90kcal能量为标准,计算出各个类别中每份食物对应的质量和所含营养素的量,并绘制成常用表格。使用时,根据患者具体情况确定其全日所需的总能量及三大营养素供给量,指导病人灵活运用表格,选择个人的食物种类及单位份数,制定出自己的一日食谱。此方法兼具计算法和主食固定法的优点,常用于糖尿病患者的食谱设计(表14-1～表14-8)。

表 14-1　食品交换的四大组（八大类）内容和营养价值

组别	类别	每份重量(g)	能量(kcal)	蛋白质(g)	脂肪(g)	糖类(g)	供给的主要营养素
谷薯组	谷薯类	25	90	2.0	—	20.0	糖类 膳食纤维
果蔬组	蔬菜类	500	90	5.0		17.0	无机盐
	水果类	200	90	1.0	—	21.0	维生素
肉蛋组	大豆类	2.5	90	9.0	4.0	4.0	膳食纤维
	奶类	160	90	5.0	5.0	6.0	蛋白质
	肉蛋类	50	90	9.0	6.0		
油脂组	硬果类	15	90	4.0	7.0	2.0	脂肪
	油脂类	10(1汤匙)	90	—	10.0		

表 14-2　等值谷薯类交换表

食品	重量(g)	食品	重量(g)
大米、小米、糯米、薏米	25	绿豆、红豆、芸豆、干豌豆	25
高粱米、玉米渣	25	干粉条、干莲子	25
面粉、米粉、玉米面	25	油条、油饼、苏打饼干	25
混合面	25	烧饼、烙饼、馒头	35
燕麦片、莜麦面	25	咸面包、窝头	35
荞麦面、苦荞面	25	生面条、魔芋生面条	35
各种挂面、龙须面	25	马铃薯	100
通心粉	25	湿粉条	150
		鲜玉米(1中个、带棒心)	200

注：每份谷薯类供蛋白质2g，糖类20g，能量90kcal

表 14-3　等值蔬菜类交换表

食品	重量(g)	食品	重量(g)
大白菜、圆白菜、菠菜、油菜	500	白萝卜、青椒、茭白、冬笋	400
韭菜、茴香、圆蒿	500	倭瓜、南瓜、菜花	350
芹菜、茎蓝、莴苣笋、油菜苔	500	鲜豇豆、扁豆、洋葱、蒜苗	250
西葫芦、西红柿、冬瓜、苦瓜	500	胡萝卜	200
黄瓜、茄子、丝瓜	500	山药、荸荠、藕、凉薯	150
芥蓝菜、瓢儿菜、塌棵菜	500	慈姑、百合、芋头	100
蕹菜、苋菜、龙须菜	500	毛豆、鲜豌豆	70
绿豆芽、鲜蘑菇、水浸海带	500		

注：每份蔬菜供蛋白质5g，糖类17g，能量90kcal

表 14-4　等值肉蛋类交换表

食品	重量(g)	食品	重量(g)
熟火腿、香肠	20	鸡蛋粉	15
肥瘦猪肉	25	鸡蛋(1 大个带壳)	60
熟叉烧肉、熟酱鸭、大肉肠	35	鸭、松花蛋(1 大个带壳)	60
熟酱牛肉、熟酱鸭、大肉肠	35	鹌鹑蛋(6 大个带壳)	60
瘦猪、牛、羊肉	50	鸡蛋清	150
带骨排骨	50	带鱼	80
鸭肉	50	草鱼、鲤鱼、甲鱼、比目鱼	80
鹅肉	50	大黄鱼、鳝鱼、黑鲢、鲫鱼	80
兔肉	100	对虾、青虾、鱼贝	80
蟹肉、水浸鱿鱼	100	水浸海参	350

注:每份肉蛋类供蛋白质 9g,脂肪 6g,能量 90kcal

表 14-5　等值大豆类食品交换表

食品	重量(g)	食品	重量(g)
腐竹	20	北豆腐	100
大豆	25	南豆腐(嫩豆腐)	150
大豆粉	25	豆浆(黄豆重量 1 份,加水重 8 份,磨浆)	400
豆腐丝、豆腐干	50		

注:每份大豆类供蛋白质 9g,脂肪 4g,能量 90kcal

表 14-6　等值奶类食品交换表

食品	重量(g)	食品	重量(g)
奶粉	20	牛奶	160
脱脂奶粉	25	羊奶	160
乳酪(起司)	25	无糖酸奶	130

注:每份奶类供蛋白质 5g,脂肪 5g,糖类 6g,能量 90kcal

表 14-7　等值水果类交换表

食品	重量(g)	食品	重量(g)
柿、香蕉、鲜荔枝	150	李子、杏	200
梨、桃、苹果	200	葡萄	200
橘子、橙子、柚子	200	草莓	300
猕猴桃	200	西瓜	500

注:每份水果类供蛋白质 1g,糖类 21g,能量 90kcal

表 14-8　等值油脂类食品交换表

食品	重量(g)	食品	重量(g)
花生油、香油(1汤匙)	10	猪油	10
玉米油、菜籽油(1汤匙)	10	牛油	10
豆油	10	羊油	10
红花油(1汤匙)	10	黄油	10

注:每份油脂类供脂肪 10g,能量 90kcal

【实习步骤】

下面举例说明使用食物交换份法为糖尿病患者进行食谱编制。

患者,张师傅,公交车司机,今年 45 岁,身高 170cm,体重 75kg,患糖尿病已经 2 年,病情较轻,没有其他并发症。患者每天习惯食物为牛奶 250g,蔬菜 500g,苹果 200g。病人拟采用单纯饮食治疗,试为其编制一份营养治疗食谱。

1. 计算每日能量供给量　患者的体质指数(BMI)＝体重(kg)/[身高(m)]²＝25.95,超重;或者粗算标准体重＝身高(cm)－105＝170－105＝65(kg),患者目前体重 75kg,超重 15.4％。

一日需要的总热量＝标准体重(kg)×成人糖尿病患者能量供给量[kcal/(kg·d)](见表 14-9),患者属于中等体力强度,计算该患者每天能量供给量为 65kg×30kcal/(kg·d)＝1950kcal/d。

表 14-9　成年人糖尿病能量供给量[kJ(kcal)/(kg·d)]

体型	极轻体力劳动	轻体力劳动	中等体力劳动	重体力劳动
正常	84~105(20~25)	126(30)	146(35)	167(40)
消瘦	126(30)	146(35)	167(40)	188~200(40~50)
超重	63~84(15~20)	84~105(20~25)	126(30)	146(30)

注:50 岁以上,每增加 10 岁,能量供应减少 10％;活动量极少时,能量可按照 20kcal/(kgbw.d)供给

2. 计算每日糖类、蛋白质、脂肪的供给量　糖尿病患者蛋白质消耗增加,易出现负氮平衡,膳食中可适当增加蛋白质的供给,故本例中糖类、蛋白质、脂肪的供能比例按照 60％、18％、22％计算。

$$营养素供给量(g)＝\frac{总能量供给量(kcal)×该营养素占总能量的供能比}{该营养素能量系数(kcal/g)}$$

根据公式,计算得每日患者膳食中三大营养素的需要量分别为糖类 292.5g,蛋白质 87.8g,脂肪 47.7g。

3. 对于有习惯食物的患者,首先确定习惯食物用量　根据表 14-1~表 14-8,算出习惯食物的份数,统计习惯食物已提供的糖类、蛋白质和脂肪的质量。

4. 计算除习惯食物外,还须由膳食提供的糖类质量以及对应的谷薯类份数。

5. 计算除习惯食物及谷薯类外,还须由膳食提供的蛋白质质量以及对应的肉蛋类份数。

6. 最后计算烹调用油的质量,上述计算结果见表 14-10。

表 14-10　食谱计算

计算说明	食品类别	交换单位（份）	食谱用量（g）	糖类（g）	蛋白质（g）	脂肪（g）	能量（kcal）
①求谷薯类用量:	蔬菜类	1	500	17.0	5.0		90
全日需要糖类 292.5g、蔬菜、乳类已提供 26g,谷	乳类	1.5	250	9.0	7.5	7.5	135
薯类须提供 266.5g,266.5÷20≈13 份	谷薯类	13	325	260	26		1170
②求肉蛋类用量: 全日需要蛋白质 87.8g,已经由谷薯、蔬菜、乳类 提供 38.5g,肉蛋类须提供 49.3g,49.3÷9≈ 5.5 份	肉蛋类	5.5	275		49.5	33	495
③求油脂用量: 全日需要蛋白质 47.7g,已经由谷薯、蔬菜、乳类、 肉蛋类提供 40.5g,还须提供油脂 7.2g,7.2÷ 10≈1 份	油脂类	1	10			10	90
④全日总量:		22	1360	286	88	50.5	1980

7. 根据上述计算所得的全日主食、副食用量（各交换食物份数）粗配食物。

8. 根据糖尿病患者饮食习惯、血糖和糖尿病波动情况、服降糖药或注射胰岛素时间及病情是否稳定等确定餐次分配比例。注意尽量做到少食多餐、定时定量。常用的一日能量分配比例为早餐 20%、午餐 40%、晚餐 40%;或早餐 20%、午餐 40%、晚餐 30%、睡前加餐 10%;或早餐 20%、上午加餐 10%、午餐 20%、下午加餐 10%、晚餐 30%、睡前加餐 10%。配餐时先配主食,后配蔬菜,再配荤菜及豆制品,最后计算烹调用油及调味品。

9. 根据膳食计算方法对粗配食谱予以评价,发现不合理时借助食物交换表、食物成分表等工具及时予以调整,直至符合要求为止。

10. 最后,根据最终确定的食物用量及交换单位份数,参考食物交换份表,并加入可供厨房烹调的方法,制定一日、一周或一月食谱（表 14-11）。

表 14-11　一日食谱安排举例

食物种类	交换单位（份）	食物用量（g）	食谱内容
蔬菜	1	500	早餐:牛奶 250g,馒头(面)100g,拌豆腐丝 50g
牛奶	1.5	250	午餐:米饭 125g,炒豆芽 150g;芹菜 100g,炒肥瘦猪肉 25g;煎鸡蛋 1 个;烹调油少许
谷薯类	13	325	
肉蛋类	5.5	275	晚餐:米饭 100g,菠菜 150g,冬瓜 100g,炖排骨 100g;豆 腐干 25g;烹调油少许
烹调油	1	10	

思考题

患者,刘某,男,今年 61 岁,身高 170cm,体重 75kg,退休前为机关工作人员,生活作息很有规律,每天早晨喝 200g 豆浆,早晚各吃一只香蕉(总计约 150g)。退休后与老伴散散步,或者与邻里聊天、喝茶,或看看报纸,听听新闻,生活悠闲。2 年前,因身体不适,入院诊断为糖尿病,病情较轻,无并发症,医生建议其注意饮食。根据上述资料,试采用食物交换法为患者编制一日食谱。

(宋 刚 贾 青)

实习十五　预防医学数据收集、整理与分析

【实习目的】

1. 熟悉预防医学领域数据的收集、整理和分析的过程。
2. 熟悉数据收集的计划、资料整理的步骤、资料分析的方法。
3. 了解资料分析结果的表达。

【实习要点】

1. 资料的收集就是根据研究设计所拟定的方法与过程,通过对研究对象的观察及实验,测量并记录结果,形成原始统计数据。资料的收集计划包括:①选择收集的地点、时间及人员;②收集人员的培训方案;③拟定预调查或调查方案;④资料的记录方式;⑤调查表的拟定编制及印刷;⑥调查或实验仪器、试剂的准备;⑦调查资料的抽样复合比例及方法;⑧所需经费的准备预算等。

2. 资料的整理是净化原始数据,使其系统化、条理化,便于进一步计算和分析。资料整理的步骤包括资料的审核、汇总、清理、数量化和分组。

3. 资料的分析包括描述性分析和推断性统计分析。描述性分析首先描述观察对象的人口学特征或观察事物的基本特征;其次根据研究内容从疾病和研究因素等方面进行描述。推断性分析需要根据不同目的和设计类型,采用不同的分析方法,包括组间均衡性检验、单因素分析、多因素分析、重复性评价以及分析结果的解释。

一、基 础 练 习

【练习一】

老年人群是易被伤害的弱势人群。为了解某市社区老年人群伤害的发生现状和主要危险因素,研究者于 2004 年 12 月至 2005 年 3 月拟对该市以居委会为单位的 60 岁以上老年人进行有关伤害的流行病学调查。

思考题

1. 本次调查的地点应如何选择?
2. 收集资料时应选择何种调查方法?
3. 请参阅相关资料拟定一份适合本次调查的问卷。

【练习二】

2008 年 4、5 月份广东省佛山市爆发手足口病疫情,造成 2 名患儿死亡,患儿均为肠道

病毒 EV71 感染所致。为了解佛山市手足口病的疫情特征，佛山市疾病预防控制中心调查收集了 4 月 28 日至 5 月 22 日期间的 468 例非死亡的手足口病病例相关资料，其中男性 316 例，女性 152 例；年龄最小 2 月龄，最大 11 岁，患儿从 0 到 5 岁组的病例数依次为 50、155、103、85、58、17 不等；散居儿童 310 例，幼托儿童 148 例，学生 10 例；病例来自禅城、南海、顺德、三水、高明五区，分别为 85 例、145 例、65 例、67 例、106 例。

思考题

1. 试以统计表的形式整理上述资料，并计算合适的统计指标。
2. 如要表达病例来源的地区分布，可以绘制什么样的统计图？

【练习三】

近年来的一些调查显示我国高血压患病率一直呈上升趋势，控制高血压成为当前心脑血管疾病防治工作的一大难题。为了解某区居民的高血压患病率及危险因素，找到高血压防治工作的切入点，2007 年 10～12 月，某疾病预防控制中心组织开展了对该区 15～70 岁居民的高血压患病状况及相关危险因素的调查。

调查方法和内容以问卷为基本形式，结合体格检查。调查内容包括人口学特征、生活行为方式、高血压患病及治疗情况。体格检查包括身高、体重、腰围、血压等。成立了专门的质量控制小组，对本次调查、体检和录入各阶段进行质控。高血压的诊断标准依据《中国高血压防治指南》（2005 年修订版）的诊断标准。

本次调查的有效人数为 945 人，其中男性 476 人，女性 469 人，平均年龄 46.69 岁。高血压患病率为 23.2%，其中男性 23.1%，女性 23.2%，如表 15-1。

表 15-1 某区 15～70 岁不同性别及年龄组高血压患病情况

年龄组（岁）	男性		女性	
	调查人数	患病人数	调查人数	患病人数
15～	32	2	37	2
25～	62	8	57	6
35～	100	16	92	15
45～	127	29	134	30
55～	121	38	110	37
65～70	34	17	39	19
合计	476	110	469	109

思考题

1. 此次调查所获资料是何类型？
2. 应该采用什么方法分析各个年龄组男女高血压患病率的差异？
3. 如何分析不同性别的高血压患病与年龄间的关系。

【练习四】

儿童青少年的生长发育和身体素质发展是反映不同人群生活条件和健康水平最重要

的标志,而身高、体重、胸围等是学生生长发育、营养状况评价最基本的指标。为了解我国女学生形态发育的现状,以 2004 年 10~18 岁汉族女学生体质监测人群作为研究对象,对城市、乡村不同地区女学生的身高、体重进行比较,结果如表 15-2 和表 15-3。

表 15-2　中国 10~18 岁汉族女生身高指标的城乡间比较(cm)

年龄(岁)	城市($\bar{x}\pm s$)	n	农村($\bar{x}\pm s$)	n
10	141.62±7.19	3605	137.92±7.23	3149
11	147.95±7.38	3494	144.47±7.77	3180
12	152.68±6.58	3329	149.24±7.13	3144
13	156.06±5.98	3430	153.57±6.10	3130
14	157.75±5.92	3511	155.56±5.84	3201
15	158.69±5.76	3946	156.78±5.63	3407
16	159.01±5.48	3740	157.77±6.01	3506
17	159.22±5.53	3689	157.87±5.97	3599
18	159.78±5.71	2666	158.48±6.37	2716

表 15-3　中国 10~18 岁汉族女生体重指标的城乡间比较(kg)

年龄(岁)	城市($\bar{x}\pm s$)	n	农村($\bar{x}\pm s$)	n
10	34.29±7.53	3605	31.05±6.45	3149
11	38.84±8.50	3494	35.49±7.77	3180
12	42.91±8.75	3329	39.17±7.83	3144
13	46.59±8.64	3430	43.46±7.57	3130
14	48.91±8.45	3511	46.05±7.55	3201
15	50.89±8.32	3946	48.44±7.02	3407
16	51.64±7.73	3740	50.21±7.01	3506
17	52.22±7.89	3689	50.58±6.71	3599
18	52.21±7.81	2666	51.05±7.01	2716

思考题

1. 本次研究所获资料是何类型?
2. 如何分析不同地区间身高、体重指标间的差别?

二、案 例 讨 论

1. 背景　胃癌是我国常见的恶性肿瘤之一,国内外在胃癌病因学研究方向虽然有一些进展,但对其危险因素方面的报道不一。多数学者认为胃癌是一种多病因联合作用产生的肿瘤,其中饮食是最主要的影响因素,此外,幽门螺杆菌感染、自身体质、生活方式和习惯、精神因素、环境因素、家族肿瘤史等都与胃癌的发生有关。

2. 目的　为了探讨某地区胃癌的影响因素,为合理制定胃癌的防治措施提供依据,进行一次病例对照研究。

3. 对象　选择 2006～2007 年在该市各大医院就诊经病理确诊为胃癌的患者。男性 156 例,女性 54 例,年龄 35～87 岁,且在本地居住 15 年以上;对照组:按年龄(相差不到 5 岁)、性别、民族 1∶1 配对选择相同医院就诊非消化道疾病非肿瘤患者。

4. 调查方法　采用自制问卷,面对面调查方式调查职业、体型(BMI)、情绪、吸烟、饮酒、饮用水、饮用绿茶、饮食习惯、微量元素的缺乏、食用葱、蒜、醋、新鲜蔬菜水果、大量维生素、大量油脂、蛋白质、油炸及腌渍食品、慢性胃病史(胃炎、胃息肉、胃溃疡等)、胃癌家族史等对胃癌发生的影响。病例组与对照组均采全血,离心后取上清液,用 ELISA 法测定幽门螺杆菌(Helicobacter pylori, HP) IgG 抗体,按试剂盒说明书操作步骤检测。

5. 结果

(1) 单因素 Logistic 回归分析结果:本研究对饮食因素如饮用水、喜食干硬食物、三餐是否规律、喜食腌制食物、喜食油炸食物、喜食烧烤类食物、喜食脂味食物、茶的类别、喜食辛辣食物、喜食蔬菜的类别、营养补充剂的食用以及摄入豆、奶、鱼肉、鸡蛋、水果、植物油、食盐的量等 22 项饮食习惯进行分析。提示有统计学意义的因素有 8 项,如表 15-4。

表 15-4　饮食因素的单因素 Logistic 回归结果

因素	β 值	P 值	OR 值	95% CI
三餐是否规律	0.651	<0.01	1.981	1.458～2.478
腌制食物	0.271	0.018	1.321	1.048～1.642
油炸食物	0.303	0.020	1.354	1.048～1.749
辛辣食物	−0.390	0.046	0.677	0.462～0.992
鸡蛋	−0.349	0.007	0.750	0.548～0.908
豆及豆制品	−0.467	0.011	0.627	0.437～0.898
植物油	0.540	<0.01	1.716	1.321～2.229
食盐用量	0.752	<0.01	2.604	1.596～2.670

本研究对生活状况及习惯如日常生活节奏、是否常生气、吸烟、被动吸烟、常饮酒、酒的类别等 10 项生活状况及习惯进行分析。结果提示有统计学意义的因素有 3 项,见表 15-5。

表 15-5　生活状况及习惯的单因素 Logistic 回归结果

因素	β 值	P 值	OR 值	95% CI
生活节奏	0.321	0.029	1.379	1.034～1.839
生气	0.359	0.011	1.484	1.095～2.012
常饮酒	0.762	<0.01	2.143	1.435～3.201

本研究对身体状况如血型、既往史、家族史、非甾体抗炎药(NSAIDs)服用史、实验室幽门螺旋杆菌检测结果 5 项指标进行分析。结果提示有统计学意义的因素有 2 项,见表 15-6。

表 15-6　身体状况的单因素 Logistic 回归结果

因素	β 值	P 值	OR 值	95% CI
胃炎既往史	0.981	<0.01	2.667	1.668~4.236
幽门螺杆菌	2.879	<0.01	17.800	7.231~43.816

(2) 多因素 Logistic 回归分析结果:以单因素 Logistic 回归结果中按 $\alpha=0.01$ 水准,有统计学意义项进行多因素 Logistic 回归分析。变量筛选方法采用偏最大似然估计的前进法,检验水准 $\alpha=0.05$。最终进入多因素 Logistic 回归的因素有 7 个,见表 15-7。

表 15-7　多因素 Logistic 回归结果

因素	β 值	P 值	OR 值	95% CI
三餐是否规律	0.520	0.026	1.682	1.066~2.654
腌制食物	0.675	0.002	1.964	1.280~3.015
辛辣食物	−1.001	0.008	0.367	0.176~0.767
食盐用量	0.443	<0.01	1.557	1.052~2.307
常饮酒	1.065	0.003	2.874	1.446~5.709
胃炎既往史	0.962	0.029	2.616	1.106~6.188
幽门螺杆菌	3.589	<0.01	36.534	9.613~138.912

思考题

1. 从研究因素角度分析该研究是何类型?
2. 从选用对照角度该研究属于何种研究类型?
3. 对本研究多因素 Logistic 回归结果进行分析与解释。

(徐秀娟)

实习十六　循证医学文献评价

【实习目的】

1. 掌握 Meta 分析的统计目的、分析步骤以及结果的正确解释。
2. 掌握分类变量统计指标 OR，RR，可信区间等。
3. 熟悉森林图和漏斗图所包含的信息。

【实习要点】

1. 掌握 Meta 分析的统计学过程及其结果的正确解释。
2. 掌握 Meta 分析的中异质性检验、固定效应模型与随机效应模型的用途。

一、基础练习

【练习一】

Meta 分析是用统计分析的方法将多个独立的、可以合成的临床研究的结果综合起来进行定量合成。所以无论研究设计是否存在很大区别，或研究测量结果是否不相同，均可以将不同研究结果采用 Meta 分析进行定量合成。

思考题

1. 上述结论是否正确？为什么？
2. 针对以上问题应该如何处理？

【练习二】

Meta 分析过程中均可能存在各种偏倚，偏倚的识别和控制对 Meta 分析结果的真实性和可靠性是非常重要的，图 16-1 为某两项研究所得漏斗图。

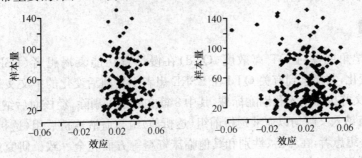

图 16-1　漏斗图

思考题

1. 请分别对上面图形做出评价。
2. 针对存在的问题应该如何处理？

【练习三】

某研究者欲研究筛检前列腺癌的利弊，对 5 项随机对照试验进行系统评价和 Meta 分析，图 16-2 为分析结果。

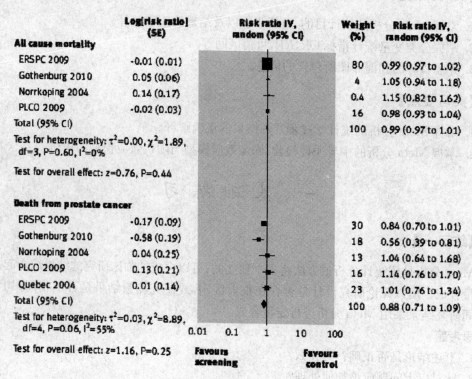

图 16-2　Meta 分析结果

思考题

1. 如何分析上图？
2. 如何评价该 5 项研究？

【练习四】

从循证医学角度探讨 QT 离散度（QTd）在慢性肾功能衰竭患者（ESRD）血液透析（HD）前后的变化，共检索到有关 QTd 在 ESRD 患者 HD 前后变化的中文文献 14 篇，经逐一仔细阅读全文并按照纳入和剔除标准，其中 8 篇文献予以剔除，经核对后纳入研究的文献共计 6 篇，所有纳入文献均以血液透析前组（透析前）组与血液透析后组（透析后组）进行分组，两组为同一组患者，在年龄、性别和其他临床资料等方面完全一致。研究患者数总计为 544 例，透析后组 272 例，透析前组 272 例（表 16-1）。

表 16-1　纳入文献基本特征

来源	年份	样本量	透析前	透析后
郑洁	2009	58	51.6±15.9	73.3±16.5
王洪武	2007	22	57.4±12.4	59.8±12.5
		30	38.4±13.2	61.2±15.2
张晓良	2005	49	45.51±14.15	60.00±23.8
池艳春	2003	20	35.9±13.4	37.2±15.8
		15	46.9±13.5	94.1±24.2
张庆红	2003	63	62.1±16.9	48.7±14.6
周伟	2003	15	51±15	58±26

思考题

1. 该资料为何种类型资料?

2. 如何评价上述文献?

3. 请给出具体分析过程。

二、案例讨论

【案例一】　连续型变量资料的 Meta 分析

某研究者拟分析某降脂药物的疗效,经过检索得到表 16-2 资料。

表 16-2　5 项某降脂药物的疗效的 RCT 实验结果基本特征

研究	治疗组			对照组		
	n	$\overline{x}$	s	n	$\overline{x}$	s
1	13	5.0	4.7	13	6.5	3.8
2	30	4.8	2.7	48	6.0	2.4
3	36	22.5	3.5	28	24.9	10.8
4	58	12.3	2.9	49	13.4	3.8
5	43	9.8	3.2	38	7.4	2.6

该研究者对上述资料进行 Meta 分析,分析结果见表 16-3。

表 16-3　5 项某降脂药物的疗效的 RCT 实验结果

研究	治疗组			对照组			s_{pi}	d_i	w_i	$w_i d_i$	$w_i d_i^2$
	n_{1i}	$\overline{x}_{1i}$	s_{2i}	n_{2i}	$\overline{x}_{2i}$	s_{2i}					
1	13	5.0	4.7	13	6.5	3.8	4.27376	−0.35098	6.4014	−2.2468	0.7886
2	30	4.8	2.7	48	6.0	2.4	2.51869	−0.47644	18.9620	−9.0342	4.3042
3	36	22.5	3.5	28	24.9	10.8	7.59672	−0.31593	15.8028	−4.9925	1.5773
4	58	12.3	2.9	49	13.4	3.8	3.34164	−0.32918	26.3925	−8.6879	2.8599
5	43	9.8	3.2	38	7.4	2.6	2.93430	0.81791	18.6873	15.2846	12.5014
合计									86.2461	−9.67678	22.0314

分析结果如下：

1. 计算每个研究的标准化均数之差（d_i）

$$d_i = \frac{\bar{x}_{1i} - \bar{x}_{2i}}{s_{pi}}$$

$$s_{pi} = \sqrt{\frac{(n_{1i}-1)s_{1i}^2 + (n_{2i}-1)s_{2i}^2}{n_{1i}+n_{2i}-2}}$$

公式中，n_{1i} 和 n_{2i} 分别为第 i 个研究的处理组和对照组的样本量；$\bar{x}_{1i}$ 和 $\bar{x}_{2i}$ 分别为均数；s_{1i}^2 和 s_{2i}^2 分别为方差；s_{pi}^2 为合并方差。

2. 计算效应合并值（d）和各研究权重（w_i）

$$w_i = \frac{2(n_{1i}+n_{2i})}{8+d_i^2}$$

$$d = \frac{\sum w_i d_i}{\sum w_i}$$

$$d = \frac{-9.67678}{86.2461} = -0.11220$$

3. 同质性检验

（1）$H_0: D_1 = D_2 = \cdots = D_k$，即各研究总体效应值相同

H_1：各研究总体效应值 D_i 不全相同

（2）计算统计量

$$Q = \sum w_i(d - d_i)^2 = \sum w_i d_i^2 - \frac{(\sum w_i d_i)^2}{\sum w_i}$$

$$Q = 22.0314 - \frac{(-9.67678)^2}{86.2461} = 20.9456$$

（3）确定 P 值，做出推断结论

$P = 0.000324625$，$P < 0.05$，可以认为 5 个研究间具有同质性，故采用固定效应模型进行分析。

4. 效应合并值的 95% 置信区间为

$$d \pm 1.96 / \sqrt{\sum w_i}$$

$$d \pm 1.96 / \sqrt{\sum w_i} = -0.11220 \pm 1.96 \sqrt{86.2461} = (-0.32325, 0.098851)$$

95% 置信区间的范围包括 0，表明效应合并值与 0 的差异无统计学意义，尚不能认为药物组与对照组疗效不同。

思考题

1. 该研究者对资料所作 Meta 分析结果是否正确？如有错误之处请指出。

2. 请重新对资料进行 Meta 分析，并与上述结果比较。

【案例二】 分类变量资料的 Meta 分析

某研究者通过文献检索，试图了解吸烟与肝细胞癌的关系，经过选择有 5 个病例-对照

研究纳入试验,资料结果见表 16-4。

表 16-4 吸烟与 HCC 关系的 5 个病例对照研究

研究	吸烟组		不吸烟	
	病例组	对照组	病例组	对照组
1	49	566	67	557
2	40	714	64	707
3	27	290	32	277
4	102	730	126	724
5	85	725	52	354
合计	303	3025	341	2619

该研究者通过分析,得到每个研究的 OR 值分别为 0.72、0.68、0.81、0.80 和 0.79。通过假设检验第 2 个研究的 OR 值有统计学意义,因此认为应该进行综合分析才能得比较准确的结论。

为了进行综合分析,该学者进行了如下分析:

将各研究的原始数据直接相加,得到合并的 OR 值:

$$OR=0.769 \quad \chi^2=9.945$$

$P=0.002$,研究者认为吸烟与 HCC 之间存在联系。

同时研究者又对结果进行了 Meta 分析,研究者采用的方法是固定效应模型中的 Peto 法,统计分析结果如下:

合并的 OR 值:齐性 χ^2 检验 $Q=1.244$,$P=0.87$;$ORP=0.75$,95% 的置信区间为 $0.637\sim0.887$。通过分析,研究者得到的结论是:吸烟与 HCC 有关,吸烟者发生 HCC 的危险性是不吸烟者的 0.76 倍。

思考题

1. 研究者直接将原始数据进行合并分析是否恰当? 请说明理由。
2. 研究者对资料同质性是否进行了检验,统计分析模型选择是否恰当?
3. 对上述资料您认为应该怎样选择适宜的 Meta 分析的统计模型?

(杜进林)

实习十七 健康管理与健康风险评估

【实习目的】

1. 掌握健康管理及健康风险评估的意义。
2. 熟悉健康管理的基本程序及健康风险评估的原理和方法。

【实习要点】

健康管理（health management）是以不同健康状态下人们的健康需求为导向，通过对个体和群体健康状况以及各种危险因素进行全面监测、分析、评估及预测，针对各种健康危险因素进行系统干预和管理的过程。其宗旨是为了更好地调动个人、群体和社会的积极性，通过对有限资源的有效计划、组织、协调和控制等管理活动来获取最大的健康效果。健康管理的基本程序如下：

1. 收集健康管理对象的个人健康信息，建立健康档案。
2. 进行健康和疾病风险评估。
3. 实施健康干预。
4. 干预效果评价。

以上各环节是一个长期的、连续不断、周而复始的服务过程，只有长期坚持才能收到预期效果。在此过程中，全面了解和掌握如何进行健康风险评估成为开展健康管理活动必备的基础知识和核心技能。

一、基 础 练 习

【练习一】

健康风险评估（health risk appraisal，HRA）是健康管理过程中关键的专业技术部分，评估的过程通常包括：

（1）选择要预测的疾病并确定与该疾病发生有关的危险因素。

（2）应用适当的预测方法建立疾病风险预测模型，对疾病风险进行评估。

（3）写出评估报告。选择哪一种疾病及有关的危险因素作为研究对象，对于确定调查项目非常重要。

思考题

1. 什么是健康危险因素？
2. 在健康风险评估中应该如何选择和明确所研究的疾病及其危险因素？

【练习二】

在美国，越来越多的企业公司与事业机构依托健康管理机构，把健康风险评估作为首要与基本的措施,开展健康管理。通过评估,健康管理机构可对雇员群体的中高危人群的健康危险因素,实行追踪干预;为低危健康人群,提供健康促进的资源与方便,防患于未然。同时,企业公司与事业机构亦可通过健康管理机构对雇员群体的健康状况的总结报告对自身的雇员群体的健康实行监控。

思考题

健康风险评估对健康管理工作及服务对象有何意义?

二、案 例 讨 论

【案例一】

表 17-1 是对某男性进行冠心病、中风及糖尿病健康风险评估所收集的信息及评估结果。

表 17-1 健康风险评估信息表

健康危险因素及相关信息	检查结果	正常及参考范围
性别	男	男/女
年龄	48	
体力活动	不足	不足/中等/充分
吸烟	吸烟	吸烟/不吸烟/戒烟
中风家族史	没有	有/没有
糖尿病家族史	没有	有/没有
心脏病家族史	没有	有/没有
心电图	无左室肥大、房颤	有/没有
体质指数	34.6	18.5~23.9
血压	135/80	<140/90mmHg
总胆固醇	4.73	2.9~6.0mmol/L
高密度脂蛋白胆固醇	1.27	男 1.14~1.76mmol/L 女 1.12~1.91mmol/L
低密度脂蛋白胆固醇	2.69	2.1~3.1mmol/L
三酰甘油	2.28	0.56~1.7mmol/L
是否服用降压、降糖药	否	是/否

将上述信息输入计算机软件,评估结果见表 17-2。

表 17-2 服务对象在 10 年内患 3 种慢性病的风险

患病可能性	理想的患病可能性
10%	1.3%
11%	1.4%
12%	1.3%

注:表中数据只是举例,非真实结果

思考题

分别评估案例中服务对象患冠心病、中风和糖尿病的危险度,并提出健康干预方案。

【案例二】

以下是一份健康危险因素评估问卷,请根据自己的情况独立完成以下问卷。

健康危险度评估问卷

● 健康指标

1. 身高_____厘米

2. 体重_____公斤

3. 腰围_____厘米

4. 您最近一次测量的血压值为 _____/_____mmHg

5. 如果您不知道您的血压,请按照下面的标准进行估计:

A. 高　　　　　　　B. 适中或低　　　　C. 不知道

6. 您最近一次血中的胆固醇含量为_____

A. ≤200mg/dl　　　B. 200～239mg/dl　　C. ≥240mg/dl

7. 如果您没有测量过,请按照下面的标准进行估计:

A. 高　　　　　　　B. 适中或低　　　　C. 不知道

● 健康行为

1. 您目前的吸烟状况:

A. 不吸烟(跳至第 4 题)　B. 正在吸烟　　　C. 已戒烟(跳至第 3 题)

2. 如果您仍在吸烟,

(1) 平均每天吸多少支:

A. <10　　　　　　B. 10～19　　　　　C. 20～29　　　D. ≥30

(2) 您已经吸烟多少年?

A. <10　　　　　　B. 10～19　　　　　C. 20～39　　　D. ≥40

(3) 您想戒烟么?

A. 不想戒烟　　　　B. 犹豫不决　　　　C. 准备戒烟　　D. 戒烟后又复吸

3. 如果您已经戒烟,

(1) 您从戒烟到现在有多久了?

A. <6 个月　　　　B. 6 个月　　　　　C. 1 年

D. 2 年～10 年　　E. ≥10 年

(2) 戒烟前两年,平均每天吸多少支烟?

A. <10　　　　　　B. 10～19　　　　　C. 20～29　　　D. ≥30

4. 请女性回答:你有无被动吸烟?

A. 无(跳至第 7 题)　B. 有

(被动吸烟:不吸烟者一周中有一天以上每天吸入吸烟者呼出的烟雾多于 15 分钟)

5. 您已经被动吸烟多少年了?

A. <10　　　　　　B. 10～19　　　　　C. 20～29　　　D. ≥30

E. 记不清

6. 平均每日被动吸烟支数

A. <10　　　　　　　B. 10～19　　　　　　C. 20～29　　　　D. ≥30

E. 记不清

以下问题请按您过去 30 天的情况回答:

7. 在过去 30 天内,您是否饮用过含酒精的饮料?

A. 是　　　　　　　　　B. 否

8. 您每周大约饮多少含酒精的饮料?

_____ 啤酒 / 瓶

_____ 烈酒、白酒 / 两

_____ 葡萄酒、果酒等 / 杯

9. 过去的 30 天中,您有_____回一次饮用过 3 两以上白酒或含相同酒精的其他酒?

10. 与一般人相比,您是否口味较重,喜欢吃较咸的食物?

A. 是的,口味较重　　　B. 一般　　　　　　C. 口味清淡

11. 每周有几天吃含油或脂肪多的食品?(油炸食品或肥肉等)

A. 从不吃或很少吃　　　B. 1～2 天　　　　　C. ≥3 天

12. 每周有几天吃腌制食品?

A. 从不吃或很少吃　　　B. 1～2 天　　　　　C. ≥3 天

13. 每周有几天吃新鲜蔬菜?

A. 从不吃或很少吃　　　B. 1～2 天　　　　　C. ≥3 天

14. 您每周有几天步行/骑自行车/超过 30 分钟?(包括上下班、日常购物等)

A. 0 天　　　　　　　　B. 1～2 天　　　　　C. 3～5 天　　　　D. >5 天

15. 目前您每周平均参加多少次使您心跳加速,微微出汗,每次持续在 20 分钟以上的体育锻炼和工作?(如:跑、快走、游泳、自行车等)

A. 基本不参加　　　　　B. 1～2 次　　　　　C. ≥3 次

16. 平均每日睡眠时间

A. 6 小时以下　　　　　B. 6 小时　　　　　C. 7～8 小时　　　D. 8 小时以上

17. 目前饮水的水源:

A. 自来水　　　　　　　B. 纯净水　　　　　C. 深井水

D. 沟塘水(转至 18,选其他答案转至 19)　　　E. 其他

18. 您饮用沟塘水大约多少年?

A. <35 年　　　　　　　B. 35～49 年　　　　C. ≥50 年

19. 每年食用糖精的次数?

A. 从不食用　　　　　　B. 1～19 次　　　　　C. ≥20 次

20. 您是否经常生闷气吃饭?

A. 从不或很少　　　　　B. 经常

21. 您在工作中是否经常接触以下物质:

A. 汽油　　　　　　　　B. 其他有机溶剂　　　C. 都没有

●健康史

您的家族成员（父母、兄弟、姐妹、祖父母）中是否有下列疾病：

1. 肺癌

A. 没有　　　　　　　　B. 有　　　　　　　　C. 不清楚

2. 肝癌

A. 没有　　　　　　　　B. 有　　　　　　　　C. 不清楚

如选择 B 请选择 1）父母　2）兄弟　3）姐妹　4）祖父母

3. 乳腺癌

A. 没有　　　　　　　　B. 有　　　　　　　　C. 不清楚

4. 食管癌

A. 没有　　　　　　　　B. 有　　　　　　　　C. 不清楚

5. 高血压

A. 没有　　　　　　　　B. 有　　　　　　　　C. 不清楚

6. 心脏病

A. 没有　　　　　　　　B. 有　　　　　　　　C. 不清楚

7. 糖尿病

A. 没有　　　　　　　　B. 有　　　　　　　　C. 不清楚

8. 高脂血症

A. 没有　　　　　　　　B. 有　　　　　　　　C. 不清楚

您是否有以下病史：

1. 心脏病

A. 没有　　　　　　　　B. 有　　　　　　　　C. 不清楚

2. 糖尿病

A. 没有　　　　　　　　B. 有　　　　　　　　C. 不清楚

3. 高血压

A. 没有　　　　　　　　B. 有　　　　　　　　C. 不清楚

4. 慢性支气管炎或肺气肿

A. 没有　　　　　　　　B. 有　　　　　　　　C. 不清楚

以下是一些从课本或研究中得到与健康相关的信息：

1. 2002 年，WHO 发布了题为《减少风险延长健康寿命》的年度世界卫生报告。报告中提出了十大健康危险因素：营养不良、不安全的性行为、高血压、吸烟、酗酒、不安全饮用水、铁缺乏、室内烟尘污染、高胆固醇、肥胖等。在世界最贫穷地区，营养不良是危害健康最严重的因素，其次为不安全性交；在发展中国家，饮酒是危害健康最严重的因素，其次是高血压和吸烟。

2. 哈佛公共卫生学院的一项综合性研究显示，在世界范围中低收入国家，癌症最主要的危险因素是吸烟、饮酒及维生素摄入不足；在高收入国家最主要的危险因素是吸烟、饮酒、超重及肥胖。并且显示世界上 21％的癌症是由吸烟引起的，5％是由饮酒和维生素摄入不足引起的。

3. BMI 是 Body Mass Index 的缩写,中文是"体质指数"。BMI 是世界卫生组织(WHO) 推荐的国际统一使用的肥胖分型标准,其缺点是不能反映局部体脂的分布。BMI=体重(千克)/身高的 2 次方。

BMI 分类	WHO 标准	中国参考标准	相关疾病发病的危险性
体重过低	<18.5	<18.5	低 (但其他疾病危险性增加)
正常范围	18.5~24.9	18.5~23.9	平均水平
超重	≥25	≥24	增加
肥胖前期	25.0~29.9	24~26.9	增加
Ⅰ度肥胖	30.0~34.9	27~29.9	中度增加
Ⅱ度肥胖	35.0~39.9	≥30	严重增加
Ⅲ度肥胖	≥40.0	≥40.0	非常严重增加

4. 按 WHO (1984) 关于吸烟调查方法标准建议:每天吸烟 1 支以上,吸烟长于 1 年者为吸烟。吸烟指数为每天吸烟支数×吸烟年数。吸烟指数≤200 为轻度吸烟,200~400 为中度吸烟,≥400 为重度吸烟。

5. 血压的正常参考值范围是:<140/90mmHg,总胆固醇的正常参考值范围是:2.9~6.0mmol/L (mmol/L×38.7=mg/dl)。

6. 许多慢性病的危险因素是可以通过人们的自觉行动加以有效控制的。研究认为采取健康的生活方式可减少 80% 的冠心病、90% 的 Ⅱ 型糖尿病、55% 的高血压和 1/3 的肿瘤的发生。

思考题

1. 此问卷作为健康危险度评估的基础,还需要进行哪些方面的完善? 请结合以上信息找出自己和周围同学存在的潜在健康危险因素,提出一个健康促进计划。

2. 为了使健康管理工作科学化、合理化,在收集到个人信息后,应该如何进行下一步的工作?

(杨　铮)

实习十八 案例分析：某制药公司职业健康监护实践

2007 年 11 月，某制药有限公司根据国家相关法律法规的规定，制定了公司的年度职业健康监护计划后，向某职业健康检查机构，即该市的职业病防治院提出了 2008 年度职业健康检查申请，并提供了以下材料：该公司的概况；工作场所职业病危害因素种类和接触人数、环境监测的浓度或强度资料；产生职业病危害因素的生产技术、工艺和材料；职业病危害防护设施，应急救援设施及其他有关资料。

(一) 工厂企业基本情况

某制药有限公司是中外合资的医药制造企业，公司于××××年××月××日在××市××路×××号成立，占地面积约 10 万 m^2，生产面积 2 万 m^2，主要产品为烟酰胺（$VitB_3$），年生产值为 2 万吨/年，公司共有员工总人数为 382 人（女员工 61 人），其中生产工人为 225 人（女工 23 人）（图 18-1）。

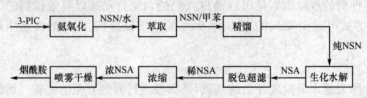

图 18-1 产生职业病危害因素工艺流程

主要职业病危害因素：噪声，主要来自氨氧化、喷雾干燥工序和公共设施设备运行；甲苯，来自萃取和精馏工序，如表 18-1 所示。

表 18-1 公司生产车间存在的职业病危害因素

车间	工种	危害因素	浓度（或强度）	接触人数 男	接触人数 女	合计（人）
氨氧化车间	投料操作	噪声	82.5 ± 2.7dB	4	2	6
萃取车间	取样、巡检	甲苯	<0.2mg/m^3	35	5	40
精馏车间	取样、巡检	甲苯	<0.2mg/m^3	31	6	37
生化水解车间	取样、巡检	噪声	83.2 ± 2.6dB	26	5	31
脱色超滤车间	取样、巡检	噪声	84.5 ± 2.7dB	20	4	24
浓缩车间	取样、巡检	噪声	84.3 ± 2.8dB	15	4	19
喷雾干燥车间	取样、巡检	噪声	85.3 ± 2.1dB	14	5	19
包装	包装	噪声	80.3 ± 1.9dB	37	12	49
合计（人）				182	43	225

注：表中甲苯浓度取值为"时间（8 小时）加权平均浓度"

公司职业卫生管理工作较完善,对作业场所进行了职业病危害预评价与控制效果评价,职业病危害性质轻微,公司对作业场所噪声、甲苯等职业病危害因素进行了定期检测,并按要求对这些员工进行了上岗前、在岗期间等职业健康检查,并且定期对他们进行职业卫生培训。

(二) 工作程序(图 18-2)

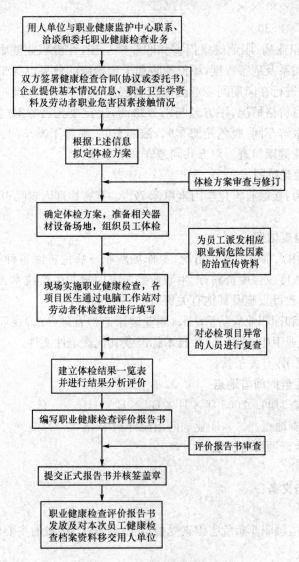

图 18-2　职业健康监护工作流程图

(三) 签订技术服务合同或协议

××公司与××职业健康检查机构协商后,双方签订了技术服务协议,协议范本如下:

××制药有限公司职业健康检查

技术服务合同(或协议书)

委托方(甲方):××制药有限公司

受委托方(乙方):××职业病防治院

　　　　　　(资质证书号:××××)

合同编号:××-××-××

签订日期:2007.12.30

　　为了早期发现职业病、职业健康损害和职业禁忌证,评价职业健康损害与作业环境中职业病危害因素的关系及危害程度,评价预防和干预措施的效果以保护劳动者健康及相关权益,甲方委托乙方进行在岗期间职业健康检查服务1年(2008年度),按照当年财政预算及所需健康检查项目价格情况,甲方经与乙方协商,决定委托乙方对"氨氧化车间、萃取车间、精馏车间、生化水解车间、脱色超滤车间、浓缩车间、喷雾干燥车间、包装车间"225名员工进行在岗期间职业健康检查。双方共同遵守如下条款:

一、职业健康检查范围

　　甲方体检人员为:接触有害化学因素甲苯77人,有害物理因素噪声148人,具体人员情况见附表1。

二、职业健康检查依据

　　1. 甲方提供　用人单位的基本情况;工作场所职业病危害因素种类和接触人数、职业病危害因素监测的浓度或强度资料;产生职业病危害因素的生产技术、工艺和材料;职业病危害防护设施,应急救援设施及其他有关资料。

　　2.《中华人民共和国职业病防治法》、《职业健康监护管理办法》、《职业健康监护技术规范》等国家相关的职业卫生法律、法规、技术标准及其他规范性文件。

　　3. 本合同(协议书)有关条款。

三、职业健康检查时间与地点

　　1. 职业健康检查时间　2008年×月×日、×日

　　2. 职业健康检查地点　××职业病防治院体检中心

四、职业健康检查项目与价格

见附表2,附表3。

五、双方责任与义务

甲方:

　　1. 负责明确各接触职业病危害因素受检员工(或职工)接触的主要职业危害因素,并提供给乙方。

　　2. 将2006、2007年度职业健康检查资料提供给乙方,以便作出准确的群体评价报告。

　　3. 应按照原定的职业健康检查计划有效地组织员工(或职工)参加体检;合理安排每天体检人数,以免造成每天体检人数波动过大,影响体检质量和进度。如有特殊情况,需对体检人数进行调整,应提前2天通知乙方,以便乙方能及时调整人力和物力。

　　4. 按乙方的复查通知书,组织好需复查的有关人员在规定的时间内进行复查。

　　5. 负责将体检结果发给受检者,并确保受检者信息不被泄露,在乙方的指导下,做好体

检结果的解释工作。

6. 建立好本单位劳动者职业健康监护档案,妥善保管好职业健康检查资料。

7. 在做好职业健康检查资料的保密工作并确保劳动者的健康隐私权的前提下,为劳动者查阅、复印其本人的职业健康监护档案提供方便。

乙方:

1. 乙方体检时实施主检医生负责制,执行体检的各科医师要对其体检的结果负责,并签名,避免出现不正确的判断,或误诊、错诊、漏诊等。

2. 乙方根据甲方员工职业健康检查结果出具个体职业健康检查报告和针对职业危害人群的职业健康检查评价报告书。

3. 乙方应每天对甲方员工的体检结果进行汇总,如发现有重要异常,应及时向甲方反馈信息。

4. 协助甲方做好体检结果的解释工作。

5. 协助甲方做好复查人员的复查工作。

6. 应按甲方要求,在双方商议的时间内完成体检工作。

六、报告交付日期

体检工作完成 30 日内,乙方向甲方递交员工职业健康检查表、职业健康检查评价报告书。

七、体检费用及结算方式

1. 体检费用 暂定价人民币×××元,具体费用将根据最终实际检查人数确定。

2. 如甲方要求乙方对部分需复查的人员进行复查,根据复查项目、人数对总费用作相应调整。

3. 结算方式 待健康检查工作全部结束后 30 日内,甲方按有关收费要求,根据实际体检人数、体检项目办理结算手续,并一次性付清体检费用,交纳所有费用后,凭收据到乙方领取职业健康检查总结或评价报告书及其他体检资料。

乙方开户名称、银行、账号如下:

开户名称:(略)

开户账号:(略)

八、违约责任

甲、乙双方均应全面,及时履行自己的义务。若因甲方提供信息不准确,资料不真实,或是由于乙方人员无视甲方客观事实主观臆造,凡此种种导致职业健康检查结果不客观真实的,其后果由责任方负责。

九、不可抗力

1. 由于不可预见、不可避免、不可克服等不可抗力的原因,一方不能履行合同义务的,应当在不可抗力发生之日起 5 天内以书面形式通知对方,证明不可抗力事件的存在。

2. 不可抗力事件发生后,甲方和乙方应当积极寻求以合理的方式履行本合同。如不可抗力无法消除,致使合同目的无法实现的,双方均有权解除合同,且均不互相索赔。

十、争议解决方式

1. 凡与本合同有关的一切争议,甲乙双方应通过协商解决;如经协商后仍不能达成协议时,双方同意向广州仲裁委员会申请仲裁。

2. 在仲裁期间,除有争议部分的事项外,合同其他部分仍应继续履行。

十一、合同终止

如果一方严重违反合同,并在收到对方违约通知书后在 10 天内仍未能改正违约的,另一方可立即终止本合同。违约方应负责由此给履约方造成的损失。

十二、其他

1. 本合同所有附件均为合同的有效组成部分,合同与附件之间内容应认为是互为补充和解释,但如有模棱两可或互相矛盾之处,以时间在后的文件为准。

2. 双方可对本合同条款进行补充,以书面形式签订补充协议,补充协议与本合同具有同等法律效力。

3. 本合同一式六份,甲乙双方各执三份,并具同等法律效力。

4. 本合同自双方签字盖章之日起生效,至 2008 年 10 月 31 日终止。

十三、合同附件

1. 工厂企业职业健康检查基本情况一览表
2. 不同职业病危害因素暴露人群人数及职业健康检查项目
3. 职业健康检查收费标准及费用

委托方(甲方):(签章)　　　　　受委托方(乙方):(签章)

代表人签字:(签名)　　　　　　　代表人签字:(签名)

日期:2007 年×月×日　　　　　　日期:2007 年×月×日

单位盖章:　　　　　　　　　　　单位盖章:

附表 1　工厂企业职业健康检查基本情况一览表

序号	姓名	性别	年龄	部门	工种或岗位	危害因素	工龄	备注
001	张某	男	31	氨氧化车间	投料(开机)	噪声	5	
……								

附表 2　不同职业病危害因素暴露人群人数及职业健康检查项目

部门	工种	危害因素	必检项目	选检项目	单价	人数	总价
氨氧化车间	投料(开机)	噪声	①症状询问 ②体格检查:内科常规检查、耳科检查 ③必检项目:纯音听阈测试、心电图、血、尿常规、血清 ALT	无	略	9	略
……							

附表 3　职业健康检查收费标准及费用

体检项目	价格(元)	检查人数	总费用(元)	备注
一般体格检查	略	225	略	
……				
合计	略	225	略	

注:按《××省医疗服务价格项目规范》标准收费

(四) 健康检查机构制定工作方案

××职业健康检查机构与××制药有限公司签订合同后,随即按照双方达成的协议开始实施职业健康检查工作。首先,根据公司所提供的接受年度职业健康检查的人员名单、各自所属的部门、工作种类及职业接触史的情况,公司各车间存在的主要职业性危害因素有噪声和苯系物,根据职业健康监护技术规范中这两类职业危害因素所要求的健康检查项目,制定本次职业健康检查方案。方案范本如下:

2008 年度××制药有限公司职业健康检查工作方案

一、目的

为保质、保量、准时完成××制药有限公司 2008 年健康检查工作任务,制订本方案。

二、基本原则

热情表现在服务中;质量体现在结果中;效率贯穿于工作中。

三、组织机构

1. 领导小组:略

2. 工作小组:主检医师:略 电话:略

成员:略

投诉电话:略

咨询电话:略

四、职责

1. 组长:①负责职业健康检查工作安排,指导实施和质量督导。②订制职业健康检查工作方案、实施计划和工作制度。③负责工作人员安排、协调,场地的布置,保证职业健康检查工作顺利进行。④负责联络沟通,意见转达,协商解决临时出现的问题。⑤负责职业健康检查前期准备工作(如医务人员培训等)及善后工作的处理。⑥组织职业健康检查的宣传,每日职业健康检查情况的通报。⑦组织收集整理检查报告单。⑧审核职业健康检查结论和建议内容,组织书写职业健康检查评价报告书。⑨负责通知缴费与领取职业健康检查报告(包括个人报告与评价报告)。⑩对职业健康检查质量进行评估。

2. 体格检查组:①负责体格检查项目。②完成体格检查小结评价。

3. 功能检查及放射组:①根据体检表单项目负责完成每天的肝脾 B 超、心电图、电测听等项目检查,并记录体检单号及体检者姓名,方便以后上报体检结果。②做好当天重要异常体检结果的报告。③二个工作日内上报全部体检结果。

4. 临床检验组:①负责完成每天检验项目的检查。②负责血液标本的交接。③确保每天的检验结果按时高质量完成。④做好每天检验结果的信息上传。

5. 护理组:①组织安排护理工作人员。②负责导检工作。③负责的护理检查(抽血、血压)操作;协助其他科室的检查。④负责血液标本的交接。⑤床单、一次性耗材准备。

6. 后勤保障组:①制定后勤保障工作方案。②负责停车安排。③负责早餐的准备及发放。④负责体检场地及相关场地清洁卫生(休息区、停车场、电梯、走道等)。⑤协助标本的分送。⑥负责体检的保卫工作。

7. 信息组：①保证体检过程电脑及网络设备正常运行。②负责体检项目登记和打印体检指引单。③负责离线操作的其他体检结果的录入。

8. 总检组：①对体检表的完整性、体检内容的质量进行评估。②书写个体体检结论、评价及建议。③负责职业健康检查评价报告书的编制。④异常结果汇总，及时分析上报。⑤组织专家进行健康知识讲座及体检结果咨询。

五、职业健康检查时间安排

1. 职业健康检查时间：2008 年×月×日、×日

2. 职业健康检查地点：××职业病防治院体检中心

六、职业健康检查场地安排及其他准备事项

1. 每天安排检查 110～120 人，每天上午 8：00～11：30 进行职业健康检查。

2. 职业健康检查服务期间，配备专职卫生员 1 名，每天对服务场所进行清洁消毒。

3. 每份价值 5 元的免费冷热早餐，设定专用休息室，并配备饮水机，一次性水杯等。

4. 主检医师根据协议书规定的时间，组织职业健康检查场地布置，并落实每日参加职业健康检查人员名单，督促各小组做好职业健康检查前的准备工作。

5. 领导小组成员 8：00 前做好巡检工作。

6. 遇到特殊情况时，如检出急性传染病、恶性肿瘤等将立即通知单位联系人，传染病还需按照传染病防治法的要求上报有关部门。对可疑病例要复查，复查名单及内容书面通知个人及公司。

7. 如甲方要求，可根据实际情况开展健康知识的教育和宣传，发放相关健康宣传资料。

七、工作人员要求

1. 参加职业健康检查的组织、协调、后勤保障人员每天上午 7：30 前必须到位。

2. 参加职业健康检查的医务人员必须每天上午 7：50 前到位。

3. 不得无故缺席，工作时间不得擅离岗位，做到服务热情、周到，有问必答，有始有终。

4. 职业健康检查按《职业健康技术规范》和院内《作业指导书》要求进行。

八、职业健康检查须知

1. 职业健康检查前 3 日内保持正常饮食，不吃过于油腻、高蛋白食品，不要饮酒，晚上应早休息，避免疲劳。

2. 职业健康检查前需禁食至少 8 小时，否则将影响肝功能及肝脾 B 超的检查结果，可少量饮白开水。原服用的药物可继续服用（但体检时需向内科医生讲明）。

3. 职业健康检查当日请穿宽松内衣。

4. 不宜超过 10：30 抽血，太晚抽血会影响检验结果。

5. 留取的尿液应是在膀胱内停留 4 小时以上的尿液。所以，留尿前不要大量饮水，以免稀释尿液，影响细胞数量。

6. 女性受检者月经期不要做尿检，最好在经期结束 3 天以后再行检查。

7. 为了保证职业健康检查后，能对您的健康状况作出准确评估，职业健康检查前，请将职业史、既往病史、烟酒史等填写完整，女性还须认真填写月经史、生育史，字迹要清楚，项目要填全。

8. 职业健康检查完成后，请您仔细核对体检表项目，确认无漏项后将体检表交至"收表

处"。对于您放弃的项目,请签字确认。

9. 职业健康检查过程中,如有疑问,请咨询导诊或总检医师。

九、职业健康检查流程(图 18-3)

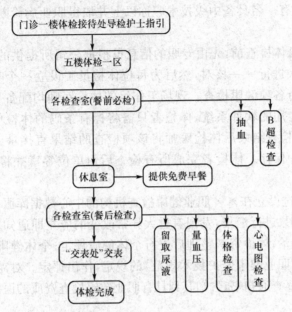

图 18-3 ××制药有限公司职业健康检查流程(2008 年)

十、职业健康检查项目(表 18-2)

表 18-2 职业健康检查项目

项目	每日人数	总人数
症状询问	110~120	225
体格检查	110~120	225
抽血:血常规 25 项 225 人,血清 ALT 77 人	110~120	225
尿液常规分析(10 项+镜检)	110~120	225
肝脾 B 超	30~40	77
纯音听阈测试	70~80	148
心电图	110~120	225

十一、职业健康检查人员安排表

参加职业健康检查人员名单表(略)

职业健康检查各岗位每天所需配置及岗位职责(略)

医、技人员安排表(略)

护理人员安排表(略)

(五) 方案实施

方案制定后××职业健康检查机构依照协议中所约定的日期,安排由现场体检工作组对××公司员工进行了职业健康检查。工作组由内外科医师、五官科医师、医技师(放射、心电图、B超、肺功能等)、检验师、护士组成,以上人员均为具有医疗执业资格的医生和技术人员,并经过省卫生行政部门组织的职业健康检查专业技术培训,持有培训合格证。此外,工作组还有一名具备中级技术职称以上并取得职业病诊断医师资格证的主检医师。

员工进行各项身体检查前,先由专职的信息员根据公司所提供的员工职业接触史等基本信息与员工本人进行一一核对,然后为每位体检员工设立一个唯一的条码编号,体检者凭此条码再进行各项健康检查。现场工作组的体检医师均配备了电脑工作站,并安装有职业健康检查专用的软件系统,体检者只需将标有条码的体检单交给体检医生,即可调出体检者资料,检查结束后体检医师将该项检查的结果直接录入电脑,并通过网络传送至数据服务器中保存。体检者完成所有检查后由单位签章并将体检单交回至主检医师处。

体检完成后,通过设立在××职业健康检查机构的中心数据库服务器,对本次职业健康检查的各项检查结果进行汇集,发现有重大异常改变的应立即通知委托方或患者本人,使患者得到及时的诊治;体检资料整理后进行个体健康评定;个体健康评定应由经验丰富的主检医师负责,按《职业健康监护技术规范》的规定,作出评定。对需要进行职业性复查的员工,发出职业性复查通知书,告知其到具有职业健康检查资质的医疗机构进行复查,以明确诊断。

完成评定后由主检医师对此次××制药有限公司的职业健康检查编写职业健康检查评价报告书。

(六)资料整理与统计分析

根据该公司所制定的年度职业健康监护计划,此次应有225名接触职业病危害因素的员工接受在岗期间职业健康检查,实际参检225人。依照事先制定的职业健康检查实施方案,有接触职业病危害因素的参检人员,均进行了相应选检项目与必检项目的检查。主检医师对225份个体健康检查结果进行了健康评定,并将评定结果进行如下分析:

1. 受检人群健康状况分析(表18-3);

表18-3 受检人群健康状况分析

性别	总人数	目前未见异常		职业性复查		一般复查		疑似职业病		职业禁忌证		其他疾病或异常	
		人数	率(%)	人数	率(%)	人数	率(%)	人数	率(%)	人数	率(%)	人数	率(%)
男	182	145	79.67	4	2.20	15	8.24	1	0.55	1	0.55	16	8.79
女	43	34	79.07	0	0.00	3	6.98	0	0.00	0	0.00	6	13.95
合计	225	179	79.56	4	1.78	18	8.00	1	0.44	1	0.44	22	9.78

2. 接触职业病危害因素人群职业健康状况分析(表18-4、表18-5);
3. 体检项目阳性检出分析(表18-6);
4. 其他疾病或异常检出分析(表18-7)。

表 18-4　职业病危害因素暴露人群职业健康状况分析

车间	职业病危害因素	应检 人数	实检 人数	率(%)	目前未见异常 人数	率(%)	职业性复查 人数	率(%)	一般复查 人数	率(%)	疑似职业病 人数	率(%)	职业禁忌证 人数	率(%)	其他疾病或异常 人数	率(%)
氧化车间	噪声	6	6	100	5	83.33	0	0.00	1	16.67	0	0.00	0	0.00	0	0.00
萃取车间	甲苯	…	…	…	…	…	…	…	…	…	…	…	…	…	…	…
合计		225	225	100	179	79.56	4	1.78	18	8.00	1	0.44	1	0.44	22	9.78

表 18-5　噪声暴露人群职业纯音听阈检查结果分析

年份	A 人次	率(%)	B 人次	率(%)	C 人次	率(%)	D 人次	率(%)	E 人次	率(%)	F 人次	率(%)	G 人次	率(%)	合计
2008 年	125	84.46	17	11.49	5	3.38	0	0.00	1	0.68	1	0.68	0	0.00	148
2007 年	127	86.99	13	8.90	4	2.74	1	0.68	0	0.00	1	0.68	0	0.00	146
2006 年	124	93.23	7	5.26	1	0.75	0	0.00	0	0.00	1	0.75	0	0.00	133
合计	376	88.06	37	8.67	10	2.34	1	0.23	1	0.23	3	0.70	0	0.00	427

注:A—双耳听力正常,B—3～6kHz 平均听阈损失 25～40dBHL,C—3～6kHz 平均听阈损失≥40dBHL,D—单耳语频平均听力损失≥25dBHL,E—双耳语频平均听力损失≥25dBHL,F—轻度传导性耳聋,G—中度以上传导性耳聋。

表 18-6　体检项目阳性检出情况表

异常项目	噪声作业人群 受检(人次)	检出(人次)	检出率(%)	甲苯作业人群 受检(人次)	检出(人次)	检出率(%)
血压偏高	148	6	4.05	77	1	1.30
…	…	…	…	…	…	…
合计	148	15	10.14	77	3	3.90

表 18-7　其他疾病或异常检出情况

异常项目	噪声作业人群 受检(人次)	检出(人次)	检出率(%)	甲苯作业人群 受检(人次)	检出(人次)	检出率(%)
咽炎	148	11	7.43	77	2	2.60
…	…	…	…	…	…	…
合计	148	19	12.84	77	3	3.90

(七) 编制职业健康检查评价报告书

1. 个体评价　根据职业健康检查结果,对劳动者个体健康状况评价的结论可分为 5 种:目前未见异常、复查、疑似职业病、职业禁忌证、其他疾病或异常(详见表 18-8)。

表 18-8　个体评价结果一览表

车间	工种	姓名	性别	危害因素	检查结果	结论	建议
喷雾干燥车间	巡检	刘某	男	噪声	所检项目未见异常	目前未见异常	可继续从事该工种工作
喷雾干燥车间	巡检	王某	女	噪声	双耳 3、4、6kHz 平均听阈损失 52dBHL	复查	加强劳动防护，每 1 年进行一次复查
喷雾干燥车间	巡检	李某	男	甲苯	经复查，好耳语频平均听阈 27.2dBHL	疑似职业病	提请职业病诊断
喷雾干燥车间	巡检	张某	男	噪声	双耳 3～6kHz 平均听阈损失 46dBHL 伴耳鸣	职业禁忌证	调离噪声作业岗位
包装车间	包装	陈某	男	噪声	慢性中耳炎伴轻度传导性听力损失	其他疾病或异常	可继续从事该工种工作
⋮	⋮	⋮	⋮	⋮	⋮	⋮	⋮

2. 群体评价　公司生产工艺流程中存在的主要职业病危害因素为噪声、甲苯等,对该公司人群的受检率以及职业健康状况进行分析后可以看出,喷雾干燥车间、蒸馏车间、氧化车间出现了与职业病危害因素相关的损害,尤其是喷雾干燥车间,还出现了 1 例疑似职业病和 1 例职业禁忌证,需引起公司的高度重视,可能与该车间噪声相对较高有关;在萃取车间、精馏车间,员工其他疾病或异常检出率稍低,可能与车间的工艺流程合理、该部门员工自身的身体素质及对健康有害的甲苯使用量极低等多方面因素有关。

(1) 生产性噪声对劳动者的危害是综合的、多方面的,它能引起听觉、心血管、神经、消化、内分泌、代谢以及视觉系统或器官功能紊乱和疾病。其中首当其冲的是听力损伤。这些损伤与噪声的强度、频谱、暴露的时间密切相关。对近三年来(表 18-7)该公司噪声作业员工听力检查结果进行分析可以看出,公司员工听力异常检出率呈逐年下降趋势。对此次职业健康检查中纯音听阈检查结果分析显示,22 名(或%)接触噪声者出现 3000Hz～6000Hz 频段出现轻度"V"型下陷;2 名(或%)噪声接触者双耳 3000Hz、4000Hz、6000Hz 频段平均听力损失超过 40dBHL,高频听力下降明显,其中 1 名(或%)噪声接触者还伴有耳鸣;此外,暂未发现有劳动者语言频段(500Hz～2000Hz)受到影响。

(2) 长时间密切接触微量苯及苯系物可能会出现头痛、头昏、失眠、记忆减退等类神经症,有时伴有植物神经功能紊乱,如心动过缓等,甚至还会对皮肤、生殖系统、免疫系统等产生危害。其中最重要的还是对造血系统的损害,如白细胞、粒细胞、红细胞、血小板等的异常,以及骨髓异常增生、白血病等。

该公司萃取和精馏工序均存在甲苯,40 名员工均按要求进行了职业健康检查,结果暂未发现劳动者出现以上改变。可能与工艺流程合理,甲苯的使用量少有关,同时,这与公司安全部门定期对员工进行相关健康教育,提高了员工的自我保护意识不无关系。

(3) 一般复查检出情况分析:检查中发现噪声作业者血压升高检出率为 4.05%,心电图异常率为 2.03%,接触苯系物作业者血压升高检出率为 1.3%,心电图异常率为 2.11%,上述异常,除了与作业者的遗传、饮食习惯、社会心理等常见因素有关外,也可能与接触两类职业病危害因素有关。

(4) 其他疾病或异常检出情况分析:噪声作业人群其他疾病或异常的检出率由高向低分别为咽炎%,高血压%,鼻咽%,接触苯系物作业的员工其他疾病或异常的检出率由高向低依次为咽炎％,脂肪肝％、胆管结石％。提示上述两类职业人群应加强其相应高发疾病或异常的预防和健康促进工作。

3. 结论　此次职业健康检查结果由总体来看,因该公司噪声与甲苯职业病危害的控制工作开展较好,且经常对劳动者进行相关职业培训,劳动者个人防护意识较强,故该公司的职业病危害因素对劳动者健康的影响轻微,但喷雾干燥等车间仍需对噪声危害加强控制。

4. 建议

(1) 职业病危害控制建议:××公司存在的职业病危害因素有噪声、苯系物,此次的员工在岗期间职业健康检查,结果提示在喷雾干燥车间的噪声作业岗位中,有3名员工被检查出可能与之有关的可疑或早期的损害,需进行进一步复查,另有1名员工发现为疑似职业病,公司需安排该名员工到具有职业病诊断资格的机构进一步明确诊断。此外公司应该遵循职业病防治三级预防措施,对职业病危害因素加以控制,以保护公司员工的职业健康。①公司应积极开展第一级预防(又称病因预防),从根本上杜绝危害因素对人的作用。因此,公司应对喷雾干燥等噪声危害较高车间的生产工艺和生产设备进行适当改进,控制车间环境中的噪声危害。②公司应加强对员工个人防护知识的培训,提高员工自身的防护意识,增强防护设施及个人防护用品的合理利用,以减少工人接触的机会和程度。③定期进行工作环境中职业危害因素的监测和对接触者的定期体格检查,以早期发现病损,及时预防、处理。在此次职业健康体检中发现的必检项目异常的人员,公司应安排在规定时间内进行职业性复查及专科诊治。

(2) 其他疾病或异常建议:此次职业健康检查中检出其他疾病或异常主要有血压偏高、血常规异常、心电图异常,血脂异常等,相应的建议措施如下:

本次职业健康检查中发现7人血压偏高,建议复查血压,如仍然偏高则需到心血管专科进行诊治,以明确病因,尽早治疗。此外,血压偏高者还须注意以下事项:①低脂低盐饮食,如体重肥胖者需要控制体重;②坚持适量运动;③选用有效方法消除紧张(如提高睡眠质量、增加交流)……

员工的心电图异常主要有T波改变、电轴左偏以及传导阻滞等。引起心电图异常的原因有很多种,常见原因有先天性心脏病、长期劳累、不良社会心理因素等导致的心血管系统疾病,不可忽视的是,长期在较强的噪声环境中工作,对心血管系统亦有明确的影响,从而导致心电图异常……

(八) 交接报告书

主检医师完成该厂的职业健康检查结果的整理与分析评价后,在30个工作日内完成对该公司员工的个体健康评价,并撰写完成此次职业健康检查的群体健康评价报告书后,通知××制药有限公司领取。该公司分管职业卫生工作的员工携带有效证件,在××市职业病防治院进行相关登记后,领取了记录于保密信封内的员工个人健康检查结果评价报告、员工的职业健康监护手册及职业健康检查群体评价报告。

注:选编自《职业病防治理论与实践》,刘移民主编,化学工业出版社(2010年)

(钟寿强　刘移民)

实习十九　案例分析：某急性食源性
胃肠疾病案例调查

第一部分　事发经过

1979 年 10 月 30 日，由 112 名专家组成的医学代表团乘汽车从科威特出发前往麦加，于 31 日凌晨赶到 A 村，上午 8:00 代表团成员在 A 村进食早餐，然后从事教会服务活动，下午 2 时共进午餐，午餐由米饭、肉和番茄酱三种食物组成，大多数成员都吃了这三种食物（午餐于 10 月 30 日在 M 镇准备，10 月 31 日凌晨由小货车送到 A 村）。10 月 31 日下午部分代表团成员出现了急性胃肠炎症状：急性起病，以腹泻、腹痛、恶心、呕吐等症状为主，少数有频繁便血，无发热等其他症状。10 月 31 日傍晚时，代表团成员乘车赶到 M 镇。该医学代表团中有一位流行病学家，他为了更好地了解疾病的临床特征，与代表团中的几位病人进行了访谈，并在访谈的基础上设计了一份调查问卷，对全部 112 名代表团成员进行了调查。共确定了 66 例病人，其中 2 例在科威特出发前已发病，64 例在 10 月 31 日下午晚些时候出现症状，所有病例在 12～24 小时内恢复正常，约 20% 病人就诊。

思考题一：这是一次疾病暴发吗？

要判定这是否为一起疾病暴发，需要知道基线率并且明确病例数是否超过期望数。

本次事件的基线率可以通过调查从同一国家来朝圣的其他团队的腹泻发生率获得，或者以该代表团成员中 2 例在朝圣前发病者做出估计（2/112）。本案例中 110 名成员在出发前均无胃肠炎表现，但这次旅行途中有 64 例（58%）出现了急性胃肠炎症状，明显高于大多数人群中的期望值或一般胃肠炎罹患率。因此，本次事件可能是一次疾病暴发，除非有其他原因可以解释。

思考题二：请给出初步的病例定义。

病例定义的目的是制定一套判断标准，确定一个人是否患有正在调查研究的疾病。

病例定义的要求：临床标准；人、时、地的限定；相对特异的灵敏度；简明、实用、目的明确。

病例定义一般包含 4 项内容：临床和/或实验室信息；患病者的特征；地点/位置的信息；具体时间。可依据所观察症状出现的频率和检测出的病原体，不断调整病例定义使其更加明确。

病例定义可分为三类：（以某小学麻疹暴发的病例为例）

确诊病例（confirmed case）：一般指有实验室诊断依据的病例。例：2009 年 3 月 1～31 日期间，在某小学就读的学生，有发烧并伴有皮疹的体征，同时血清麻疹 IgM 抗体检测呈阳性，即可诊断为麻疹确诊病例。

可能病例(probable case):一般指符合临床诊断标准的病例。例:2009年3月1～31日期间,在某小学就读的学生,有发烧并伴有皮疹的体征,即可定为麻疹可能病例。

可疑病例(possible case):一般指可能是该疾病的病例。例:2009年3月1～31日期间,在某小学就读的学生,如果仅有发烧症状,即可定为麻疹可疑病例。

病例定义总的原则:在调查过程中要尽量采用病例定义来确定病例。一般早期调查应使用"宽松"的标准,以保证不漏掉病例。在病因研究阶段应使用"严格"的标准,控制混杂因素。无论使用哪种标准,在同一研究中对所有被调查对象必须采用同一种病例诊断标准并保证无偏倚。

本事件初步的病例定义:

临床信息:急性腹痛和/或腹泻。

时间信息:发生于10月31日中午后至11月2日前。

地点/人群:在去麦加路途中的科威特医学代表团成员。

思考题三:通常在胃肠疾病暴发的各种诊断中需要考虑的有哪几类疾病?

1. 感染性疾病

细菌和细菌毒素 蜡样芽孢杆菌,副溶血弧菌,空肠弯曲菌,产气荚膜杆菌,大肠杆菌,非伤寒沙门菌,伤寒沙门菌,志贺菌,金黄色葡萄球菌,O_1群霍乱,非O_1群霍乱,小肠结肠炎耶尔森菌,肉毒梭状芽孢杆菌(初期症状)。

病毒 诺瓦克病毒,轮状病毒。

寄生虫 隐孢子虫病,溶组织阿米巴,蓝氏贾第鞭毛虫。

2. 非感染性疾病

中毒 重金属(特别是钙、铜、锡、锌);蘑菇;鱼和贝类(鲭亚目鱼、拉美鱼肉);药物、杀虫剂。

其他 过敏等。

思考题四:您认为给医学代表团成员分发的调查问卷中应包含哪些信息?

1. 识别信息:姓名、地址、电话号码、应答者(自己、父母、配偶)。

2. 人口学信息:出生日期、年龄性别、职业。

3. 临床信息:症状/体征,严重程度或转归(住院、死亡)、发病时间、病程。

医疗护理资料(如果需要与医生接触,要了解其姓名、电话号码)。

既往疾病、用药(尤其抗生素、抗酸剂)等病历。

4. 流行病学信息:包括:危险因素、接触和暴露情况;食物,包括种类、数量、时间等暴露信息;聚餐前后(但在发病前)的饮食情况;可能参加的其他活动;与病人的接触史(如家庭有无其他病人);可能暴露于该病例的接触者;在食物准备、处理中担当的角色;是否采取干预措施;可能减轻腹泻危险性的其他因素(如抗酸剂、抗生素)。

5. 实验室检验:非特异、特异。

6. 记录者/调查者信息。

第二部分 流行病学调查与分析

该科威特医学代表团共有112名成员,有2例在科威特出发前已发病,不符合病例定义的时间要求所以被排除在外,最终共确定了 64 例病人,其中男性 58 人(90.6%),女性 6 人(9.4%),平均年龄 36.8±7.9 岁。

进一步的调查分析是在详细描述病例及非病例人群的特征、鉴别病例人群的共同暴露因子以及比较不同人群组的罹患率水平的基础上做出的。调查者在比较发病者与未发病者的年龄、性别、进食情况等多种因素后发现,64 例病人均于 10 月 31 日下午 2 时在 A 村进食过午餐(暴露率为 100%),而未发病者在 A 村吃午餐的仅有 67.4%(31/46),提示在 A 村是否进食午餐可能与本次疾病暴发有关(见表 19-1)。

表 19-1　发病与午餐关联分析

在 A 村吃午餐	病例	非病例	合计	χ^2	P
是	64	31	95		
否	0	15	15	24.2	<0.0001
合计	64	46	110		

常用于描述疾病暴发程度的定量指标是罹患率(attack rate,AR),

$$AR = \frac{新发病例数}{观察期间暴露人数} \times 100\%$$

分别计算吃午餐和不吃午餐者的罹患率:112 名代表团成员除去朝圣前以发病的 2 名病员,余下成员有 95 名在 A 村吃午餐,15 名成员未在 A 村吃午餐。吃午餐者的罹患率 67%(64/95)远高于不吃午餐者的罹患率 0(0/15),提示本次急性胃肠炎暴发可能与是否在 A 村进食午餐有关。

表 19-2　1979 年 10 月 31 日在 A 村吃午餐的科威特医学代表团成员的有关特点

编号	年龄	性别	发病		食物种类			症状体征					
			日期	时间	米饭	肉类	番茄酱	腹泻	抽筋	便血	恶心	呕吐	发热
31	36	M	10.31	5p.m.	×	×	×	D	C	BS			
77	28	M	10.31	5p.m.	×	×		D	C				
81	33	M	10.31	10p.m.	×	×	×	D	C				
86	29	M	10.31	10p.m.	×	×		D	C				
15	38	M	10.31	10p.m.		×		D		BS	N		
17	48	M	10.31	10p.m.	×	×	×	D	C				
18	35	M	10.31	10p.m.	×	×		D	C				
35	30	M	10.31	11p.m.	×	×	×	D	C				
88	27	M	10.31	11p.m.	×	×		D	C				
76	29	M	10.31	11p.m.	×	×	×	D	C	BS			
71	50	M	10.31	12MN	×	×	×	D					
1	39	F	11.1	1a.m.	×	×	×	D	C			V	
27	36	M	11.1	1a.m.	×	×	×	D	C		N		
28	44	M	11.1	1a.m.	×	×	×	D	C				

续表

编号	年龄	性别	发病		食物种类			症状体征					
			日期	时间	米饭	肉类	番茄酱	腹泻	抽筋	便血	恶心	呕吐	发热
29	48	M	11.1	1a. m.	×	×	×	D	C	BS			
30	35	M	11.1	2a. m.	×	×	×	D	C				
50	29	M	11.1	2a. m.	×	×	×	D	C				
59	51	M	11.1	2a. m.	×	×	×	D	C				
67	40	M	11.1	2a. m.	×	×		D					
72	58	M	11.1	2a. m.	×	×	×	D	C				
73	28	M	11.1	3a. m.	×	×	×	D	C				
60	31	M	11.1	3a. m.	×	×	×	D	C				
61	38	M	11.1	3a. m.	×	×	×	D		BS			
51	32	M	11.1	3a. m.	×	×	×	D	C				V
52	37	M	11.1	3a. m.	×	×		D					
58	30	M	11.1	3a. m.	×	×		D	C				
22	35	M	11.1	3a. m.	×	×		D	C				
25	30	M	11.1	3a. m.	×	×		D	C				
32	50	M	11.1	3a. m.	×	×	×	D	C				
38	26	M	11.1	3a. m.	×	×	×	D	C				
79	29	M	11.1	3a. m.	×	×	×	D	C				
80	28	M	11.1	3a. m.	×	×	×	D	C				
37	30	M	11.1	4a. m.	×	×	×	D					
65	34	M	11.1	4a. m.	×	×		D		BS			
66	45	M	11.1	4a. m.	×	×		D	C				
87	41	M	11.1	4a. m.	×	×	×	D	C				
89	43	M	11.1	4a. m.	×	×	×	D	C				
90	43	M	11.1	4a. m.	×	×	×	D	C				
91	38	M	11.1	4a. m.	×	×	×	D	C				
92	37	M	11.1	4a. m.	×	×	×	D	C				
70	31	M	11.1	5a. m.	×	×	×	D	C				
2	34	F	11.1	5a. m.	×	×	×	D	C				
21	38	M	11.1	5a. m.	×	×	×	D	C				
40	38	M	11.1	5a. m.	×	×	×	D					
78	27	M	11.1	5a. m.	×	×	×	D	C				
82	39	M	11.1	5a. m.	×	×	×	D	C				
83	40	M	11.1	5a. m.	×	×	×	D	C				
84	34	M	11.1	5a. m.	×	×		D	C				

编号	年龄	性别	发病		食物种类			症状体征					
			日期	时间	米饭	肉类	番茄酱	腹泻	抽筋	便血	恶心	呕吐	发热
14	52	M	11.1	6a. m.	×	×	×	D					
16	40	M	11.1	6a. m.	×	×	×	D		BS			
93	30	M	11.1	6a. m.	×	×	×	D	C				
94	39	M	11.1	6a. m.	×	×	×	D	C				
33	55	M	11.1	7a. m.	×	×	×	D	C				
34	28	M	11.1	7a. m.	×	×	×	D	C				
85	38	M	11.1	7a. m.	×	×		D	C				
43	38	M	11.1	9a. m.	×	×		D	C				
69	30	M	11.1	9a. m.	×	×	×	D	C				
4	30	F	11.1	10a. m.	×			D	C				
5	45	F	11.1	10a. m.		×			C				
12	22	F	11.1	2p. m.	×	×	×		C				
3	29	F	11.1	1p. m.	×	×		D	C				
74	44	M	11.1	2p. m.	×	×	×	D					
75	45	M	11.1	5p. m.	×	×	×	D		BS			
95	40	M	11.1	11p. m.	×	×	×	D	C				
6	38	F	Well		×								
7	52	F	Well		×	×	×						
8	35	F	Well		×		×						
9	27	F	Well		×	×	×						
10	40	F	Well		×	×	×						
11	40	F	Well		×	×	×						
13	50	M	Well		×	×	×						
19	38	M	Well		×	×	×						
20	38	M	Well		×	×	×						
23	29	M	Well		×		×						
24	27	M	Well		×	×							
26	47	M	Well		×	×	×						
36	60	M	Well		×								
39	27	M	Well		×	×	×						
41	30	M	Well		×	×	×						
42	38	M	Well		×	×	×						
44	50	M	Well		×	×	×						
45	27	M	Well		×	×	×						

续表

编号	年龄	性别	发病		食物种类			症状体征					
			日期	时间	米饭	肉类	番茄酱	腹泻	抽筋	便血	恶心	呕吐	发热
46	31	M	Well		×	×	×						
47	46	M	Well		×	×	×						
48	38	M	Well		×	×							
49	36	M	Well		×		×						
53	36	M	Well		×		×						
54	27	M	Well		×		×						
55	40	M	Well		×		×						
56	30	M	Well		×								
57	25	M	Well			×	×						
62	50	M	Well		×								
63	44	M	Well		×								
64	47	M	Well		×		×						
68	31	M	Well		×	×	×						

D=腹泻 ;C=抽筋;BS=便血;N=恶心;V=呕吐;F=发热

表 19-2 描述的是调查者收集的在 A 村吃午餐的医学代表团成员的有关信息,表中不包括 10 月 31 日前发病的 2 个病例和不吃午餐的 15 名成员的资料。

思考题五:利用表 19-2 的资料,绘制流行曲线描述疾病的时间分布特征,并解释流行曲线的作用?

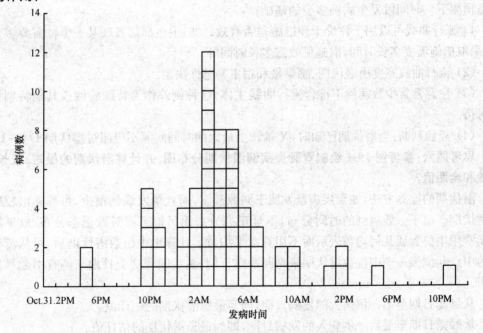

图 19-1　肠炎病例发病时间分布(按小时)

1. 疾病时间分布特点

(1) 病例发生在 10 月 31 日下午 5 时至 11 月 1 日下午 11 时,约 31 小时。

(2) 有 53 例病例(82.8%)发生在 10 月 31 日下午 10 时至 11 月 1 日上午 7 时的 10 小时内。

(3) 高峰期(12 例)发生在 11 月 1 日凌晨 3 点。

(4) 发病中位数位于 11 月 1 日凌晨 3 时 30 分。

2. 流行曲线的作用

(1) 流行曲线是用直方图表示在适当的间隔时间(X 轴)内所发生的病例数(Y 轴)或按发病时间绘制的病例频率分布图。流行曲线可提供丰富的信息:

1) 流行曲线简单、一目了然地显示不同时间的流行强度,在图上可发现一些潜在关联的事件;

2) 流行曲线的形状可以提供人群中传播类型的线索(例如:同源暴露、多次暴露还是持续暴露);

同源暴露:同时经一次性暴露所致的暴发,由于病例同时感染,发生突然,病例迅速增加,流行曲线有一个高峰,持续时间通常为潜伏期的全距。根据流行曲线判断本次暴发即为同源暴露。

多次暴露:指病例不是同时一次暴露于传播媒介的,流行曲线可有多个高峰。暴发持续时间超过一个最长潜伏期。

持续暴露:指暴露人群中不断出现新病例,分不清暴露次数,发病率在较长时间内维持在较高水平。

3) 流行曲线显示流行过程的阶段是处于上升阶段、下降阶段还是流行已结束。这一信息是预测下一时间段发生病例多少的基础;

4) 流行曲线可以用于评价干预措施是否有效。如:卫生部门发现某一事件需要多长时间,采取措施需要多长时间,措施见效需多长时间等。

(2) 流行曲线宽度由潜伏期、感染量和宿主易感性决定。

(3) 注意常常少数病例不符合流行曲线主体,这种例外作为特殊病例或其他特别情况来对待。

(4) 经验判断:当潜伏期已知时,X 轴线上最大的时间间隔不应超过潜伏期 1/4～1/3。

思考题六:参考图 19-1 绘制胃肠炎病例潜伏期分布图,并计算潜伏期的最短、最长、中位数和全距值?

潜伏期的推算方法:如果疾病暴发属于同源暴露,而且继发病例很少,可推算出较准确的潜伏期。由于一般病例的时间分布,不呈正态分布而呈偏态或对数正态分布,故平均潜伏期常用中位数或几何均数表示而不用算术平均数。计算出中位数潜伏期后,可从流行曲线的中点起倒推一个中位数潜伏期来判断暴露日期,然后围绕这个日期来调查引起暴发的原因。

从暴露日期至第一例病人的发病日期,即为最短潜伏期的估计值。

从暴露日期至最后一例病人的发病日期,即为最长潜伏期的估计值。

最短潜伏期与最长潜伏期的间距就是潜伏期的全距。

在本案例中,因为所有在 A 村吃午餐者均是在下午 2 时吃饭,暴露时间明确,并且发病时间和潜伏期分布相同。因此,潜伏期分布图仅需要调整图 19-1X 轴上的时间即可,如图 19-2 所示。

最短潜伏期＝3 小时　　　　最长潜伏期＝33 小时　　　　中位潜伏期:13.5 小时

全距＝最长潜伏期－最短潜伏期＝30 小时

注释:潜伏期(虽然不是临床特征)提示产气荚膜杆菌、沙门氏菌、副溶血弧菌和蜡样芽孢杆菌比较符合。该潜伏期对于肠毒类型大肠杆菌和非 O₁ 群霍乱弧菌短些,而与葡萄球菌肠毒素、重金属、化学药物和大多数鱼类、贝壳类和蘑菇类毒素相比,潜伏期太长。有上消化道症状(如恶心和呕吐)的疾病,以及化学、金属引起的中毒通常潜伏期较短,而以下消化道症状(如腹泻)为主的疾病,具有较长的潜伏期。

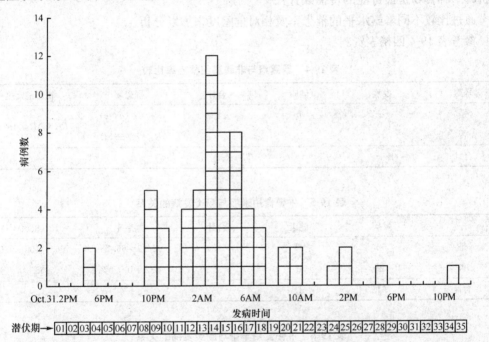

图 19-2　肠炎病例潜伏期分布图(按小时)

思考题七:请描述病例临床症状的分布特征,并简述根据症状和潜伏期信息如何缩小各种鉴别诊断? (可参考附录"急性食源性胃肠疾病归纳表")

如表 19-3 所示,64 例病例中绝大多数都有腹泻症状(96.9％),78.1％既有腹泻又有腹痛,有便血 8 例(12.5％),4 例(6.3％)出现上消化道症状,无体温升高。临床特征中明显缺乏肌痛、不适、寒战、发热,比较符合下消化道毒素引起的中毒,而不是侵袭性病原体引起的感染。由于无皮肤病学和神经病学的症状,并结合潜伏期(中位数值 13.5 小时),因此由重金属、有机和无机化学药品和由鱼类、贝类、蘑菇类引起中毒的可能性较小。潜伏期和临床特征有助于将范围缩小到:蜡样芽孢杆菌、产气荚膜杆菌,而溶血弧菌、非 O₁ 群霍乱弧菌和大肠杆菌引起的肠毒素可能性较小。

表 19-3　A 村肠炎暴发案例各种临床症状和体征的分布（N=64）

症状或体征	病例数	百分比（%）	症状或体征	病例数	百分比（%）
腹泻	62	96.9	（腹泻＋腹痛＋便血）	(3)	(4.7)
腹痛	52	81.3	恶心	2	3.1
（腹泻＋腹痛）	(50)	(78.1)	呕吐	2	3.1
便血	8	12.5	发热	0	0
（腹泻＋便血）	(5)	(7.8)			

思考题八:既然本次肠炎暴发与在 A 村进食午餐有关,请参照表 19-2 中的食物摄入史,分析哪一种食物是最可能的传播媒介?

通过比较不同暴露水平的罹患率及相对危险度来加以分析。

参考表 19-4 四格表资料:

表 19-4　暴露组与非暴露组罹患率比较

暴露	发病	健康	合计	罹患率	相对危险度
是	a	b	$a+b$	$AR_1=a/(a+b)$	$RR=AR_1/AR_2$
否	c	d	$c+d$	$AR_2=c/(c+d)$	
合计	$a+c$	$b+d$	$T=a+b+c+d$		

表 19-5　午餐食用米饭与肠炎发病的关系

	发病	健康	合计	罹患率	RR（95% CI）
是	62	31	93	62/93=66.7%	66.7/100=0.67
否	2	0	2	2/2=100.0%	(0.58−0.77)
合计	64	31	95		

表 19-6　午餐食用羊排与肠炎发病的关系

	发病	健康	合计	罹患率	RR（95% CI）
是	63	25	88	63/88=71.6%	72.6/14.3=5.0
否	1	6	7	1/7=14.3%	(0.81−30.91)
合计	64	31	95		

表 19-7　午餐食用番茄酱与肠炎发病的关系

	发病	健康	合计	罹患率	RR（95% CI）
是	50	26	76	50/76=65.8%	65.8/73.7=0.89
否	14	5	19	14/19=73.7%	(0.65−1.22)
合计	64	31	95		

　　通过比较食用米饭、羊排和番茄酱等三种食物的罹患率发现,吃羊排的人罹患率较高,是不吃羊排的人的 5 倍之多($RR=5.0$),以上信息提示最可能的病原暴露来源是羊排。

　　调查中发现 1 例病例否认吃过羊排,可能原因有:

　　(1) 不相关的病例。

　　(2) 交叉污染,如共用的容器,匙、盘、柜等或从肉污染米饭。

　　(3)报告错误(如忘记或有目的地否定吃羊排)。

　　(4) 记录错误。

　　注意:流行病学证据表明,暴露与发病相关,但尚不能证明因果关系。

　　思考题九:简述需要进一步做哪些调查。

　　1. 仔细调查可疑食物的成分、准备和储藏过程。

　　对于细菌性食物中毒需要调查的因素:

　　(1) 最初的污染来源(初制品或加工、消费品)。

　　(2) 准备、加工、送菜和贮藏过程中的时间、温度是否适当。

　　2. 可能询问的特定事件

　　(1) 鲜肉类:肉类食物常常在屠宰时受到污染而有较高的危险性,这通常难以控制。

　　(2) 肉类食物加工前的贮藏是否规范(应冷冻或冷藏)。

　　(3) 加工过程:尤其是加工的温度和时间是否符合标准。

　　(4) 交叉污染:刀具、柜、切板、锅或容器,在没有清洗干净的情况下是否交叉用于处理或盛装生、熟食物。

　　(5) 熟食冷藏是否符合要求:常见于产气荚膜杆菌暴发。

　　(6) 剩余食物重新加热时的温度和时间是否达到要求。

　　(7) 食物供应时的温度:这也难于控制,而通常与疾病的暴发相关。

第三部分　调查结果

　　10 月 31 日下午 2 时代表团成员在 A 村进食的午餐是前一天晚上 10 时在 M 镇准备的,有米饭、油炸羊排和番茄酱。煮好的米饭盛放在两个大罐内,羊排放在顶部,西红柿酱则放在第三个罐内。这些装有食物的罐子用金属盖盖好,放于厨房附近一个敞开着的地方,罐子放在岩石之间,应该没有被任何人接触过。31 日早晨,用汽车将这些罐子送到 A 村,下午 2 时从汽车内取出供应。A 村那天中午的温度有 35℃。这些食物从准备到食用未经冷藏。对准备午餐的厨师和所有其他成员进行了重点调查,调查其在准备午餐前或当时有无任何疾病。所有被调查的人员均否认自己及其他准备午餐的人员有任何疾病。

　　本次调查虽然没有进行特异性的实验室检测,引起疾病暴发的病原体仍然可以从已知的信息推测而知。病例的特点是急性胃肠炎症状,没有发热病例,中位潜伏期约 13 小时,最可能的病原体来源是肉食。基于以上信息判断,产气荚膜杆菌可能是此次疾病暴发的致病因子。该菌广泛地分布于自然界中,特别是土壤和尘埃中,比较容易污染食物。当熟肉食物在适宜的缺氧环境中慢慢冷却时,煮炊过程中未被杀死或其后来自尘埃的孢子可在食物中生长,并在数小时内产生大量的繁殖体。事实上在 M 镇的朝圣营地缺少卫生烹调设施,食物通常在有尘埃并通风的地方准备,提供了产气荚膜杆菌污染的理想条件。该菌可在食物标本及病人粪便中检测出来。然而由于条件所限,调查者并未在暴发点留取标本进行实验室诊断。

由于产气荚膜杆菌引起的食物中毒并不通过人与人间的传播进行扩散,因此没必要隔离被感染者。支持性治疗应该包括口服液体和电解质,严重者给予静脉注射治疗,不需要进行抗生素治疗。

调查结论:科威特医学代表团成员在 A 村发生的急性胃肠炎是一种同源暴发,传染源为在 A 村午餐中被污染的肉制品,潜伏期约 13 小时。疾病临床表现以痉挛性腹痛和腹泻为主,无发热。这次暴发的致病因子最可能是产气荚膜杆菌。

本次疾病暴发所做的流行病学调查,描述了疾病暴发的自然过程,揭示了疾病暴发的原因,回答了提出的大多数问题。虽然实验室检测有助于最终确定致病因子,但在处理此类疾病暴发事件的过程中不应替代更为有效的流行病学研究方法。

参考文献

陈兵,刘运生. 2002.中等剂量纳洛酮治疗急性中、重型颅脑损伤的随机双盲临床试验研究.湖南医科大学学报, 27(1): 58~60

邓娟,周华东,李敬诚等. 2006.饮酒与老年性痴呆关系的前瞻性队列研究.中国现代医学杂志, 16(17):2578~2585

段广才. 2000.流行病学实习指导.北京:人民卫生出版社

段广才. 2004.流行病学实习指导.第四版.北京:人民卫生出版社

段广才. 2007.流行病学实习教程.第六版.北京:人民卫生出版社

方积乾. 2005.卫生统计学.第5版.北京:人民卫生出版社

冯悦静,周刚,李爱红. 2009.洛阳市9387例伤害流行病学特征分析.现代预防医学, 36(5):816~818

傅华. 2008.预防医学.第5版.北京:人民卫生出版社

高永清,吴小南,蔡美琴. 2008.营养与食品卫生学.北京:科学出版社

葛可佑. 2005.中国营养师培训教材.北京:人民卫生出版社

管卫华,余金明. 1999.垸内水网型疫区日本血吸虫病流行病学调查研究.中国公共卫生, 15(8):686~688

郭凯,邱明星,蔡松良等. 2007.前列安通片治疗慢性前列腺炎多中心临床试验研究.中华男科学杂志, 13(10):950~952

李磊,黄水平,费素娟. 2009.徐州地区胃癌影响因素病例对照研究.现代预防医学, 36(17):3209~3211

李鲁. 2008.社会医学.第3版.北京:人民卫生出版社

李秋娟,杨光,孙鲜策等. 2006.健康风险评估与控制在预防医学教学中的应用.大连医学学报, 28(3):270~271

李勇,孙长颢. 2007.营养与食品卫生学实习指导.北京:人民卫生出版社

李幼平. 2003.循证医学.北京:高等教育出版社

李佑辉,李婷,殷青云. 2009.利培酮治疗躁狂症的随机双盲对照临床试验,临床医药实践, 2(5):1635~1637

刘爱萍. 2008.健康风险评估.中华健康管理学杂志, 2(3):176~179

刘文煌. 2010.漳州市2003~2007年5岁以下儿童死亡分析.中国妇幼保健, 25(5):642~643

刘文旭,李治安,孙琳等. 2003.经食管超声心动图与经胸超声心动图对风湿性心脏病左房血栓诊断价值的比较.中华医学杂志, 83(17):1540~1541

刘移民. 2010.职业病防治理论与实践.北京:化学工业出版社

陆召军,庄勋. 2008.流行病学.第三版.南京:东南大学出版社

罗瑞虹,赵志新,周旭毓等. 2005.中国人群HBV感染与原发性肝癌关系病例对照研究的Meta分析.热带医学杂志, 5(4):419~423

宋逸,季成叶,马军等. 2006.中国10~18岁汉族学生形态发育的横断面调查.中华预防医学杂志, 40(2):105~108

孙长颢,孙秀发,凌文华. 2007.营养与食品卫生学.北京:人民卫生出版社

孙秀发. 2004.临床营养学.北京:科学出版社

覃晓波,张琴,黄颖. 2010.血液透析对慢性肾功能衰竭患者QT离散度影响的Meta分析.齐齐哈尔医学院学报, 13(31):2115~2117

汤后林,李华,於秀年等. 2003.芜湖市2001年居民法定传染病漏报调查与分析.安徽预防医学杂志, 9(3):341~342

吴坤. 2007.营养与食品卫生学.北京:人民卫生出版社

夏国良,龚健,王继杰等. 2003.重组乙型肝炎疫苗阻断乙型肝炎病毒母婴传播方案的保护效果评价.中华流行病学杂志, 24(5):362~365

邪兆,黄志新,罗琦等. 2001.临床快速尿素酶诊断试验的意义及存在问题.现代消化及介入诊疗, 6(2):42~44

叶冬青. 2002.流行病学实习指导.合肥:中国科学技术大学出版社

尹琍，赵宗豪. 2010. 血清 AFU 和 AFP 联合检测对原发性肝癌诊断的临床价值. 安徽医学，31(3)：211~212

赵根明. 2000. 流行病学实习指导. 上海：复旦大学出版社

郑志瑞，杨少泉，范其芬等. 2004. 某矿业集团 35 年致死工伤事故发生时间分布规律的探讨. 工业卫生与职业病，30(4)：237~239

中华人民共和国卫生部. 2008. 卫生部办公厅关于 2008 年全国食物中毒报告情况的通报

周杰，高霞，于红卫等. 2009. 上海市金山区 15~70 岁居民高血压患病率及危险因素分析. 现代预防医学，36(14)：2614~2617

Colditz GA，Atwood KA，Ernmons K et al. 2000. Harvard report on cancer prevention Volume 4：Harvard cancer risk index. Cancer Causes and Control，11：477~488

Djulbegovic M，Beyth RJ，Neuberger MM et al. 2010. Screening for prostate cancer：systematic review and meta-analysis of randomised controlled trials. BMJ，Sep 14；341：c4543. doi：10. 1136/bmj. c4543

Kim DJ，Rockhill B，Colditz GA. 2004. Validation of the Harvard cancer risk index：a prediction tool for individual cancer risk. J Clin Epi，57：332~340

Wilson PWF，D'Agostino RB，Levy D et al. 1998. Prediction of coronary heart disease using risk factor categories. Circulation，97：1837~1847

Xiao-Hua Zhou（美国）. 宇传华译. 2005. 诊断医学统计学. 北京：人民卫生出版社

附录　急性食源性胃肠疾病归纳表

	病原	一般潜伏期（和范围）	症状（部分列出）	病理生理学	典型食物	标本检测
1. 潜伏期短，以呕吐为主要症状，伴有低热或不发热的疾病	A. 金黄色葡萄球菌	2~4 小时（1~6 小时）	N, C, V, D, 可能有 F	在食物中产生的肠毒素	火腿片和肉，乳，蛋糕，奶油调料	食物：肠毒素检测（FDA）葡萄球菌培养计数和噬菌体分型，革兰氏染色 制作者：鼻部，皮肤和皮肤伤口葡萄球菌培养和噬菌体分型 病人：大便和呕吐物培养，葡萄球菌噬菌体分型
	B. 蜡样芽孢杆菌	2~4 小时（1~6 小时）	N, V, D	在食物中产生的肠毒素	炒饭	食物：细菌培养计数 病人：大便培养
	C. 重金属（镉、铜、锡、锌）	5~15 分钟（1~60 分钟）	N, V, C, D		食物和饮料制作储藏/烹调时使用受污染的金属容器	食物、容器、呕吐物、胃内容物 尿液、血液和粪便的毒物分析
2. 中、长潜伏期，主要表现为腹泻，常伴发热的疾病	A. 产气荚膜梭状芽孢杆菌	12 小时（8~16 小时）	C, D(少见V, F)	在体内产生的肠毒素	肉和家禽	食物：肠毒素检测-按照FDA 的研究方法，细菌培养计数和血清分型 病人：大便产气荚膜杆菌培养计数和血清分型；大便肠毒素检测 对照者：大便产气荚膜杆菌培养计数和血清分型
	B. 沙门氏菌（非伤寒型）	12~36 小时（6~72 小时）	D, C, F, V, H 败血症或肠热症（伤寒）	组织侵袭	家禽, 鸡蛋、肉（交叉感染非常重要）	食物：培养并作血清分型 病人：大便培养病并作血清分型 制作者：次要考虑大便培养和血清分型
	C. 副溶血弧菌	12 小时(2~48 小时)	C, D, N, V, F, H, B	组织侵袭肠毒素	海产品	食物：TCBS 培养, 血清分型, 神奈川试验 病人：大便 TCBS 培养, 血清分型, 神奈川试验

	病原	一般潜伏期（和范围）	症状（部分列出）	病理生理学	典型食物	标本检测
2. 中、长潜伏期，主要表现为腹泻，常伴发热的疾病	D. 埃希氏大肠杆菌 1. 产肠毒素型	16~48 小时	D,C	肠毒素	未煮熟的蔬菜（沙拉，水和奶酪）	食物:培养和血清分型 病人:大便培养,血清分型,肠毒素产物;侵袭力分析 对照者:大便培养,血清分型肠毒素产物,在病人的食物中找到同的血清型而对照者的血清型不同,DNA 探针 大便 MaConkey 山梨醇培养,血清分型
	2. 肠侵袭型	16~48 小时	C,D,F,H	组织侵袭	同上	
	3. 肠出血型（O_{157}：H_7 和其他）	48~96 小时	B, C, D, H（F 偶尔）	细胞毒素	牛肉和生牛奶	
	E. 蜡样芽孢杆菌	8~16 小时	C,D	肠毒素	乳蛋糕,谷物类布丁,酱,肉包	食物:培养 病人:大便培养
	F. 志贺氏菌	218~48 小时	C, F, D B, H, N, V	组织侵袭	受感染的制作者污染的食物,通常不是食物源性的	食物:培养和血清分型 病人:大便培养和血清分型 制作者:大便培养和血清分型
	G. 小肠结肠炎耶尔森氏菌	不明确	F, D, C, V, H	组织侵袭肠毒素	感染者或低等动物污染的食物	食物:培养 病人:大便、血液培养,血清学 制作者:大便培养 动物:患病动物的大便和尸体解剖组织培养
	H. 霍乱弧菌 O-1 群	218~72 小时	D,V	在体内形成的肠毒素	感染者污染的食物或污染的外环境	食物:TCBS 培养,血清分型 病人:大便 TCBS 培养,血清学
	I. 霍乱弧菌非 O-1 群	16~72 小时	D, V	在体内形成的肠毒素 组织侵袭	贝壳类	食物:TCBS 培养,血清分型 病人:大便 TCBS 培养,血清分型
	J. 空肠弯曲菌	3~5 天	C,D,B,F	未知	生牛奶,家禽	食物:用选择性培养基（5% O_2,42℃）作细菌培养 病人:用选择性培养基（5% O_2,42℃）作细菌培养,血清学

续表

	病原	一般潜伏期 (和范围)	症状 (部分列出)	病理生理学	典型食物	标本检测
2. 中、长潜 伏期，主 要表现为 腹泻，常 伴发热的 疾病	K. 细小病毒样病原 （像 Norwalk, Hawaii, Colorado, Cockle 病毒等）	16～48 小时	N,V,C,D	未知	贝壳类，水	大便做特殊处理后进行免疫电镜和血清学检测
	L. 轮状病毒	16～48 小时	N,V,C,D	未知	食物源传染[文献证据不足(6/80)]	病人:用 EM 或 ELISA 法检查大便，血清学
3. 肉毒中毒	A. 肉毒杆菌	12～72 小时	V,D	在食物中产生的外毒素	不适当的罐装或类似方法保存物	食物:毒素分析 病人:通过 CDC 或国家实验室血清和大便中的毒素，大便培养肉毒杆菌
4. 很容易 通过食 入特殊 类型食 物史作 出诊断 的疾病	A. 毒蘑菇	——多种，因食入蘑菇种类而异				食物:由真菌学家进行物种鉴定 病人:呕吐物，血液和尿液
	B. 其他有毒植物	——多种，因食入植物种类而异				食物:由植物学家进行物种鉴定，有时大便对确诊很有帮助
	C. 鲭鱼中毒	5 分钟～1 小时	N,C,D,H，面色潮红，荨麻疹	组胺	鱼加工不当如:金枪鱼	食物:组胺含量
	C. 鱼肉毒鱼中毒	1～6 小时	D,N,V，感觉异常，温度感觉倒错	鱼肉毒素	热带大海洋鱼（如:梭鱼类,甲鱼）	食物:鱼肉毒素检测
	D. 其他食源性中毒	多种，因食物种类而异				

备注:B 为血便;C 为腹痛;D 为腹泻;F 为发热;H 为头疼;N 为恶心;V 为呕吐;TCBS 为硫代硫酸盐柠檬酸盐胆盐蔗糖琼脂培养基;EM 为电子显微镜

注:选编自 Principles of Epidemiology, Self-Study Course, 第二版. 美国疾病预防中心(CDC)编写(1992 年)

（黄志刚）